Hans Christoph Hainich

MEP im Verlauf der cervicalen Myelopathie

Hans Christoph Hainich

MEP im Verlauf der cervicalen Myelopathie

MEP-Laborstandards und Verlaufsuntersuchung an operierten und konservativ geführten Patienten

Südwestdeutscher Verlag für Hochschulschriften

Impressum/Imprint (nur für Deutschland/only for Germany)
Bibliografische Information der Deutschen Nationalbibliothek: Die Deutsche Nationalbibliothek verzeichnet diese Publikation in der Deutschen Nationalbibliografie; detaillierte bibliografische Daten sind im Internet über http://dnb.d-nb.de abrufbar.
Alle in diesem Buch genannten Marken und Produktnamen unterliegen warenzeichen-, marken- oder patentrechtlichem Schutz bzw. sind Warenzeichen oder eingetragene Warenzeichen der jeweiligen Inhaber. Die Wiedergabe von Marken, Produktnamen, Gebrauchsnamen, Handelsnamen, Warenbezeichnungen u.s.w. in diesem Werk berechtigt auch ohne besondere Kennzeichnung nicht zu der Annahme, dass solche Namen im Sinne der Warenzeichen- und Markenschutzgesetzgebung als frei zu betrachten wären und daher von jedermann benutzt werden dürften.

Coverbild: www.ingimage.com

Verlag: Südwestdeutscher Verlag für Hochschulschriften GmbH & Co. KG
Heinrich-Böcking-Str. 6-8, 66121 Saarbrücken, Deutschland
Telefon +49 681 37 20 271-1, Telefax +49 681 37 20 271-0
Email: info@svh-verlag.de

Zugl.: Ulm/Donau, Uni, Diss. 2000

Herstellung in Deutschland (siehe letzte Seite)
ISBN: 978-3-8381-3228-0

Imprint (only for USA, GB)
Bibliographic information published by the Deutsche Nationalbibliothek: The Deutsche Nationalbibliothek lists this publication in the Deutsche Nationalbibliografie; detailed bibliographic data are available in the Internet at http://dnb.d-nb.de.
Any brand names and product names mentioned in this book are subject to trademark, brand or patent protection and are trademarks or registered trademarks of their respective holders. The use of brand names, product names, common names, trade names, product descriptions etc. even without a particular marking in this works is in no way to be construed to mean that such names may be regarded as unrestricted in respect of trademark and brand protection legislation and could thus be used by anyone.

Cover image: www.ingimage.com

Publisher: Südwestdeutscher Verlag für Hochschulschriften GmbH & Co. KG
Heinrich-Böcking-Str. 6-8, 66121 Saarbrücken, Germany
Phone +49 681 37 20 271-1, Fax +49 681 37 20 271-0
Email: info@svh-verlag.de

Printed in the U.S.A.
Printed in the U.K. by (see last page)
ISBN: 978-3-8381-3228-0

Copyright © 2012 by the author and Südwestdeutscher Verlag für Hochschulschriften GmbH & Co. KG and licensors
All rights reserved. Saarbrücken 2012

Inhalt:

1.	Abkürzungsverzeichnis	S.	3
2.	Einleitung		
2.1	Die Entwicklung des Myelopathiebegriffs	S.	5
2.2	Die Diagnostik der Myelopathie	S.	8
2.3	Die Therapie der Myelopathie	S.	12
2.4	Ziel dieser Arbeit	S.	14
3.	Methoden, Patienten und Probanden		
3.1	Das Untersuchungsprotokoll	S.	15
3.2	Das elektrophysiologische Labor	S.	15
3.3	Die Durchführung der Messungen	S.	20
3.4	Die Auswertung und ihre Kriterien	S.	24
3.5	Fehlerquellen	S.	27
4.	Ergebnisse		
4.1	Normgruppe	S.	28
4.2	Myelopathiepatienten	S.	46
4.3	Operative Kontrollgruppe	S.	49
4.4	konservativ behandelte Kontrollgruppe	S.	53
4.5	Die Zuverlässigkeit des MEP in der Myelopathiedetektion	S.	65
4.6	MEP im Erkrankungsverlauf der zervikalen Myelopathie	S.	65

5.	Diskussion	
5.1	Methodik	S. 66
5.2	Normwerte im Vergleich	S. 69
5.3	Patientenkollektive im Vergleich	S. 72
5.4	Die MEP-Wertigkeit bei der Differentialdiagnostik der zervikalen Myelopathie	S. 72
5.5	Die MEP-Aussage bei der spondylogenen zervikalen Myelopathie	S. 73
5.6	Elektrophysiologie im neurochirurgischen Umfeld	S. 73
5.7	Literaturkritik	S. 74
5.8	Schlussfolgerung	S. 76
6.	Zusammenfassung	S. 77
7.	Anhang (Tabellen 6 - 48)	
7.1	Myelopathiegruppe präoperativ	S. 78
7.2	Myelopathiegruppe postoperativ	S. 81
7.3	operative Kontrollgruppe präoperativ	S. 84
7.4	operative Kontrollgruppe postoperativ	S. 85
7.5	konservativ behandelte Kontrollgruppe - Ausgangsbefunde	S. 86
7.6	konservativ behandelte Kontrollgruppe - Kontrollbefunde	S. 88
8.	Literaturverzeichnis	S. 89
9.	Danksagung	S. 97

1. Abkürzungsverzeichnis

(d=deutsches, e=englisches Akronym)

AEP (d/e)	:	Akustisch evozierte Potentiale
CCT (e)	:	Zentralmotorische Überleitungszeit (central conduction time), in der Bedeutung cranielle Computertomographie nicht benutzt
CML (e)	:	Zentralmotorische Latenz, synonym benutzt zu CCT
D-wave (e)	:	aus direkter Erregung pyramidaler Neurone resultierender früher Kurventeil des MEP-Kurvenzuges
E/A (d)	:	Ein- und Ausgabe in Rechnern bzw. Rechnerverbunden
FAEP (d)	:	frühe AEP
GP-IB (e)	:	general purpose interface bus: von Hewlett-Packard inaugurierte Feldmessschleife zur Steuerung peripherer Messeinrichtungen
EMG	:	Elektromyographie
ENG	:	Elektroneurographie : Messung der Nervenleitgeschwindigkeit
EPROM (e)	:	erasable and progammable read only memory: Speicherbaustein, der als Festwertspeicher programmiert und nur durch UV-Beleuchtung gelöscht werden kann
ERP (e)	:	ereigniskorrelierte Potentiale
FDA (e)	:	Zulassungsbehörde für Medikamente und medizinisches Gerät in den USA
FET	:	Feldeffekttransistor
I-waves	:	Indirekte Wellen als Ausdruck der durch Erregung von Interneuronen erzeugten späteren Kurventeile des MEP-Kurvenzuges
MAP	:	Muskelaktionspotential
MC68000	:	Produktname eines Mikroprozessors der Fa. Motorola, u.a. eingesetzt im EMG-Gerät MEM 4104K der Fa. Nihon Kohden, Tokio, Japan, auch in Computern z. B. der Fa. Apple, Cupertino, USA.

MRT(d/e)	:	Magnetresonanztomographie
MEP	:	Motorcortex-evozierte bzw. motorisch evozierte Potentiale zur Bestimmung der Motorischen Leitungszeit
NASCIS (e)	:	National Acute Spinal Cord Injury Study
NLG:	:	Nervenleitgeschwindigkeit
NPP	:	Bandscheibenvorfall
pAVK	:	periphere arterielle Verschlusskrankheit
PMMA	:	Polymethylmethacrylat ist ein verbreiteter Knochenzement (Palacos® bzw. Palacos® R)
RF (d)	:	Raumforderung
RS 232C	:	Serieller Schnittstellenstandard zur Anbindung von Peripherieeinheiten an Rechnern
SAEP (d)	:	späte(s) AEP
SSEP (d/e)	:	Somatosensorisch evozierte Potentiale
KG (d)	:	Kraftgrad (Einteilung in 5 Grade gemäß Medical Research Council 1976)
TCS (d)	:	Transcranielle (z.B. magnetische) Stimulation des Hirncortex: meist Synonym zu (cortical evozierten) MEP
VEP (d)	:	visuell evozierte Potentiale
ZNLG	:	Zentralmotorische Nervenleitgeschwindigkeit

2. Einleitung

2.1. Die Entwicklung des Myelopathiebegriffs

Der Begriff der zervikalen (bzw. auch thorakalen) Myelopathie in seinem heutigen Gebrauch unter Neurologen und Neurochirurgen datiert aus den letzten zwanzig Jahren. Seine letztlich etwas unscharfe Prägung beruht auf klinischen und elektrophysiologischen Befunden bzw. radiologischen Aspekten und dient klinisch-neurologischen bzw. -neurochirurgischen Erfordernissen. Die Erkrankungscausa ist zunächst nicht definiert. In einem engeren Sinn hat der Begriff der Myelopathie keinen Eingang in das neuropathologische Schrifttum gefunden, weil das morphologische Substrat der histopathologischen Untersuchung - von tierexperimentellen Untersuchungen abgesehen - in aller Regel verschlossen bleibt. Stellvertretend für die ältere neuropathologische Literatur unterscheidet Peters 1970 [65] die intraduralen cervicalen Pathologica nach den damals bekannten Aetiologien:

- die entzündliche Schädigung im Zusammenhang mit offenen oder gedeckten Rückenmarksverletzungen ([65] S. 232+233),
- die postinfektiöse (z. B. Brucellose [65] S.112), die spondylogen infektiöse (Typhus) und allergisch-toxische (Arsen, Salvarsan),
- die myelomalazische auf vaskulärer Grundlage (Verlegung der A. vertebralis als Folge von HWS-Schleudertraumata oder bei zervikaler Spondylose [65] S. 160),
- die angiodysgenetische Myelomalazie (M. Foix-Alajouanine) mit ihrer eher thorakolumbalen Ausprägung ([65] S. 265),
- die myelinolytische als Substrat der Syrinxbildung (genauere Entstehungsfaktoren waren damals nicht gesichert)

sowie die "eigentliche" vasozirkulatorische Myelopathie nach Jellinger und Neumayer [44].

Auch in der Folgezeit bleibt der Begriff der Myelopathie eng mit der chronisch-vaskulären Entstehungsform verknüpft (Soyka 1981 [76] S. 195 und S. 212).

Parallel dazu entwickelte sich ausgehend vom Begriff der "spondylotischen Myelopathie" eine abgrenzbare klinische Entität, die ihre Bedeutung in der Neurochirurgie über die primäre causa auch bei traumatischer oder vaskulärer Genese gewonnen hat. Allgemein wird die Arbeit von W.R. Brain et al. 1952 [15] als Ausgangspunkt benutzt, daneben Lindemann und Kuhlendahl, die 1953 auf den schleichenden Progress der Erkrankung hinweisen [52], eine Aktualisierung liefert Braakman 1979 in [11] sowie Saunders und Bernini 1992 [71]. Eine allgemeinverbindliche aktuellere Definition gibt es derzeit nicht, der Gebrauch im neurologischen und neurochirurgischen Schrifttum unterscheidet sich eher in der Ausschließlichkeit der betroffenen Strukturen und klinischen Symptome. Aus der weiteren angloamerikanischen Literatur hat sich als verbindendes Element die topische, hier zervikale bzw. thorakale axonale Störung des oberen Motoneurons, d.h. in erster Linie der in der Area 4 nach Brodmann [16] entspringenden corticospinalen Motoneurone, aber auch die dem extrapyramidalmotorischen System zuzuordnenden Neurone des funiculus ventralis herauskristallisiert und damit einhergehend die klinischen Leitsymptome mit Gehstörung, Parese der unteren Extremitäten und Spastik.

Auf axonaler Ebene scheint die Störung der Markscheidenfunktion im Mark des betroffenen Wirbelsäulenabschnitts hauptursächlich zu sein, was wiederum durch eine Störung der kapillären Mikrozirkulation bedingt sein dürfte. Ein entsprechendes Tiermodell wurde von K. Shinomiya et al. 1992 [73] und al-Mefty et al. 1993 [1] vorgestellt, (post-) operative Effekte von Harkey 1995 [38].

2.2 Die Diagnostik der Myelopathie

Aufgrund des häufigen Nebeneinanders der Beeinträchtigung des ersten und zweiten (im angloamerikanischen Schrifttum des oberen und des unteren) Motoneurons bei degenerativen Erkrankungen der Wirbelsäule, ist die strenge Differenzierung der Symptome in "radikulär" und "myelopathisch" häufig klinisch nicht möglich. Da bei der Begrifflichkeit funktionelle Aspekte im Vordergrund stehen, trägt die klinische Untersuchung in Verbindung mit der Anamnese hauptsächlich zur Diagnosefindung bei. Morphologisch orientierte Untersuchungen erhärten den Verdacht und unterstützen den Chirurgen bei der Indikationsstellung, Eingriffsumfangsplanung und Einordnung der zeitlichen Dringlichkeit.

2.2.1 Anamnese

Auch bei gewissenhafter Exploration sind Krankheitsbeginn mit Erstauftreten des Lokalsyndroms und Erstmanifestation mit schleichender Störung der Funktion der langen Bahnen oft nicht zu differenzieren. Nur bei traumatischen Myelopathien beträgt die zeitliche Differenz zwischen Lokalsyndrom cervical oder thorakal und Störungen des ersten Neurons zwei bis vier Wochen, Verläufe über Jahre hinweg (im eigenen Krankengut 24 bis 72 Monate) sind sonst die Regel.

2.2.2 Klinische Untersuchung

Neben der allgemeinen körperlichen Untersuchung in Hinblick auf Störungen des Wirbelsäulensäulenaufbaus und Veränderung des Muskelreliefs im Sinne von Atrophiezeichen ist die Prüfung der groben Kraft an allen Extremitäten, der Oberflächensensibilität und des Reflexstatus einschließlich pathologischer Fremdreflexe der Babinskigruppe die Grundlage der Beurteilung. Koordinationsprüfungen ("Einbeinhüpfen", Diadochokinese der oberen Extremität) geben im Zusammenhang mit distaleren Störungen der Tiefensensibilität bzw. epikritischen Sensibilität Hinweis auf den spinalen Ursprung der Erkrankung. Die nahezu vollständige Querschnittlähmung, Spastik und Ataxie der Beine sind dann als Vollbild der Symptomatik anzusehen.

Zur Quantifizierung der Erkrankungsschwere unter Einbeziehung der klinischen Befunde sind zwischenzeitlich nach der Ersteinteilung von Nurick 1972 [62] ordinale Verfahren, sog. "scores" erstellt worden: Einer der ältesten ist der der japanischen Orthopädenvereinigung 1976, der sehr auf das spezielle Erkrankungsbild der Verknöcherung des cervicalen hinteren Längsbandes und die dem ostasiatischen Kulturraum zuzuordnenden motorischen Fertigkeiten der Patienten abhebt (zitiert bei Yone et al. 1992 [83], S. 389). Demgegenüber wurde 1993 ein fünfdimensionales System von Herdmann et al. [39] vorgeschlagen, das die als wichtig erachteten klinischen Befunde für Gang, Blasen- und Mastdarmfunktion, Handgebrauchsfähigkeit, Propriozeption und den Sensibilitätsstatus zusammenfasst. Da diese scores in ihrer Gewichtung bedenkenswerte Vorgaben geben, sich zum Untersuchungszeitpunkt aber nicht durchgesetzt hatten, wird in der Arbeit auf eine entsprechende Quantifizierung verzichtet und die Symptomatologie soweit nötig deskriptiv dargestellt.

2.2.3 Myelographie, Post-Myelo-CT und MRT

Die Definition der cervicalen Myelopathie erfolgte in der Ära, in der die Pan-Myelographie die alleinige diagnostische Prozedur zur Darstellung der Rückenmarksgestalt war, Voraussetzung hierfür war die Entwicklung zunächst öliger, später nichtionischer Kontrastmittel. Aussparungsfiguren ergaben mit Einbeziehung der Nativ-Röntgen-Untersuchung bei guter Kontrastierung (häufig erzielt durch subokzipitale Kontrastmittelfüllung oder Füllung dorsal des Myelons in Höhe HW 1/2) wichtige Hinweise auf das Vorliegen einer extraduralen oder intraduralen Raumforderung, wobei ausgeprägte mediale Bandscheibenvorfälle und Spondylosen in der Seitansicht sowie mediolaterale Bandscheibenvorfälle in der ap-Projektion sicher erkannt werden konnten. Intramedulläre Veränderungen waren nicht erkennbar, ebensowenig laterale RF. Die Angiographie nach Moniz wurde spinal auf Grund ihres immanenten Risikos seltener eingesetzt, war aber bei der Darstellung intraduraler Angiome überlegen und hat im Zusammenhang mit interventionellen Prozeduren noch heute ihren Stellenwert.

In der Kombination des Myelogramms mit der computerisierten axialen Tomographie nach Hounsfield (1969) ergab sich besonders für extradurale mediolaterale und für intradurale Prozesse eine deutliche Verbesserung der Darstellungsfeinheit und damit der Aussagekraft der Untersuchung. Eine weitere Differenzierung war sekundär durch Gabe von intravenös applizierbarem Kontrastmittel gegeben. Es wurde nun möglich, Nervenwurzel- oder Rückenmarksreizsyndrome durch Post-Myelo-CT der entsprechenden pathomorphologischen Veränderung zuzuordnen und diese dann zu behandeln, ohne dass das Vollbild der Nervenschädigung bzw. Neurapraxie eingetreten war.

Ab etwa 1982 verbreitete sich die Kernspintomographie aus den Grundlagenfächern in die Medizin, als die Ganzkörper-Kernspintomographen (Erstbeschreibung durch Lauterbur 1973 [50], med. Erstanwendung um 1981, vgl. Kaufman et al. 1981 [46]) mit Hochfeldmagneten zur Darstellung unbewegter Organe, aber auch z. B. unter Ausnutzung des "flow void"-Phänomens zur Gefäßdarstellung verbreitet eingesetzt wurden. Zur Untersuchung eigneten sich neben dem Gehirn besonders Rückenmark und cauda equina, obwohl zunächst die Darstellungsgüte der Beziehung zwischen Radix und umgebenden Strukturen der der Computertomographie noch deutlich unterlegen war. Dennoch wurde die morphologische Zuordnung intramedullärer Prozesse nun erstmals in vivo möglich. Die Patienten mit den klinischen Zeichen der cervicalen Myelopathie boten bei der Untersuchung so häufig Signalanhebungen im zentralen Myelon in der T2-gewichteten Untersuchung, dass die Gleichsetzung der zentrale Gliose des Myelons oder des Ödems des medullären Grau mit dem Begriff Myelopathie unter Radiologen geläufig wurde.

2.2.4 Elektrophysiologische Untersuchung

Die elektrische Aktivität des Nervensystems und seine periphere Erregbarkeit durch elektrische Reizung war in groben Zügen bereits zur Jahrhundertwende zum 20. Jhd. bekannt (Fritsch und Hitzig 1870 [32], d'Arsonval 1896 [4]). Der Weg von Einzelbeobachtungen über Tierexperimente in die klinische Anwendung gelang erstmals unter Anwendung der Röhrenverstärkertechnik der Summenableitung äußerlicher Großhirnaktivität von Berger, der dafür den Begriff Elektroenzephalographie prägte (1929 [8]). Um 1937 erfolgte die elektrische Kartierung des Cortex durch W. Penfield [64]. Mit der Transistortechnik, der Produktion integrierter Schaltkreise und schließlich von Mikroprozessoren, Speicherbausteinen und Analog-Digital-Wandlern waren nun die technischen Voraussetzung zum Bau von elektrophysiologischen Einheiten zur sicheren Ableitung von

Muskelaktionspotentialen in vivo, dann der Nervenaktionspotentiale, später rechnerunterstützt auch von diversen evozierten Potentialen gegeben, wobei letztere als stimulationskorrelierte Sonderform der EEG-Ableitung auf Grund der Notwendigkeit der Reizantwort-Mittelwertbildung zur Unterdrückung zufälliger Cortexpotentiale erst nach der Entwicklung der entsprechenden Rechnertechnologie zur Verfügung standen (Croft, Brodkey und Nulsen 1972). Eine Verfeinerung der Signalverarbeitung mit Artefakterkennung und -unterdrückung, Kurvenüberlagerung am Bildschirm oder Kurvenschreiber in Verbindung mit erweiterter Dokumentations- und Speicherfähigkeit führten zu einer weiten Verbreitung dieser Technik: Erstmals konnten Rückenmarksfunktionen reproduzierbar elektrophysiologisch mittels F-Wellen-Technik und SEP aufgezeichnet werden. Da die Messwerte eine Überlagerung verschiedenster Faktoren vom distalen Reizort zur corticalen Antwort beinhalten, wurde die Methode für die zervikale Spondylose im Sinne der segmentalen Ableitung in Verbindung mit direkt faradisch spinal evozierten Potentialen verfeinert, sodass intraoperative Veränderungen sicher erkannt und zugeordnet werden konnten, ohne jedoch sichere Aussagen über das postoperative klinische Resultat treffen zu können (vgl. H. Kotani und S. Hattori et al. 1985 [48] zitiert nach L. Symon et al. 1986 [77]).

Eine weitere Verfeinerung der klinischen Untersuchungstechnik stellte die zunächst an Primaten (Gualtierotti et al. 1954 [37], Bickford 1965 [9], dann auch ab 1980 am Menschen durchgeführte elektrische transcranielle Reizung der Großhirnrinde dar (Merton und Morton 1980 [58]). Sie basiert auf der Induktion eines bestimmten Stromflusses im motorischen Cortex der Praecentralregion (Area 7b [24]). Die Anwendung dieser Technik hat sich wegen der Miterregung der nozizeptiven Rezeptoren der Kopfhaut und Galea- bzw. Nackenmuskeln nicht durchgesetzt, eignet sich aber unter entsprechender Narkoseführung gut für intraoperatives Neuromonitoring im Rahmen kritischer neurochirurgischer Operationen (Zentner 1989 [84]).

Im neurologisch-diagnostischen Bereich hat sich dagegen aufgrund ihrer Schmerzarmut die magnetisch induzierte transcranielle MEP-Stimulation (mTCS) etabliert, die erstmals 1985 von Barker et al. beschrieben wurde [6] (s.a. Jalinous 1991[42]). Hier wurde die Entwicklung durch Sicherheitserwägungen zusätzlich belastet, da die zum Aufbau eines 1 bis 2 Tesla starken Magnetfelds, das zur Induktion eines genügend großen Stroms im motorischen Cortex notwendig ist, verwendeten Kupferspulen starken Strombelastungen unterzogen werden und das Abführen der entstehenden Jouleschen Wärme bei passiver Kühlung nur eine begrenzte Anzahl repetitiver Stimulationen zuließ (eigene Beobachtung).

Während die faradische Stimulation der MEP auf eine Vorspannung der untersuchten Muskeln weitgehend verzichten kann (Merton 1982 [59]), hat sich für die magnetinduzierten MEP die Fazilitierung insbesondere bei der corticalen Stimulation etabliert (Hufnagel 1990 [41], da hierdurch inhibitorische Einflüsse auf Cortexniveau reduziert werden und die Reproduzierbarkeit der peripher ableitbaren Potentiale zunimmt. Im weiteren sind Verfahren entwickelt worden, durch gezielte periphere Stimulation nozizeptiver und sensorischer Rezeptoren die Fazilitierung weiter zu verbessern (Schmid et al. 1991 [72], Deletis et al. 1992 [26]). In letzter Zeit wurde auch noch von einer Ableitungsqualitätsverbesserung durch Reizung mit mehrfachen magnetischen Impulsen (hier: "triple stimulation technique" Magistris et al. 1999 [57]) berichtet. Diese Reizmodalitäten setzen z. T. experimentelle veränderte Stimulatoreinheiten voraus und haben noch keinen Eingang in die elektrophysiologische Routinediagnostik gefunden. Des weiteren wäre die Reizung spinocerebellärer Bahnen auf cerebellärem Niveau interessant, da diese Bahnen in der vorderen Rückenmarkssäule deszendieren. Die Auslösbarkeit hat einige technische Probleme bereitet und die Ergebnisse sind noch nicht verlässlich reproduzierbar.

2.2.5 Differentialdiagnosen

In einer Übersichtsarbeit stellten Kunze und Arlt 1991 [49] als häufigste und auch am leichtesten verkannte Differentialdiagnose die
- multiple Sklerose heraus.
Dagegen sind die folgenden Erkrankungen selten:
- Abszess,
- Tumor (intra-/ extramedullär, dural),
- Syringomyelie,
- Amyotrophe Lateralslerose und
- Funikuläre Spinalerkrankungen auf Grundlage einer Vitamin-B12-Malnutrition oder -Verwertungsstörung.

2.3 Die Therapie der Myelopathie

Da schon die Differentialdiagnose ohne bildgebende und elektrophysiologische Verfahren ungemein schwierig war und letztere Verfahren erst seit ca. 25 Jahren etabliert sind, hat sich keine neurologische oder orthopädische Tradition in der konservativen Behandlung entwickeln können. Die Abgrenzung des Erkrankungsbildes ist eng mit der Evolution der spinalen Operationstechniken verwoben, sodass sensu strictu nur mit neurochirurgischen Behandlungsformen hinreichende Erfahrungen vorliegen.

2.3.1 Konservative Therapieformen

Die medikamentöse Behandlung der Myelopathie kann nur in der Unterstützung cellulär-reparativer Vorgänge (Uridinphosphate/Cytidinphosphat in Keltican®, α-Liponsäure z.B. Thioctacid®, Vitamin-B-Komplex-Präparate) und in einer Akutphase in der Blockade apoptotischer Zellfehlsteuerungen (Glucocorticoide z.B. Urbason® nach NASCIS-Schema, publiziert in dritter Modifikation von Bracken et al. 1997[14]) liegen. Daneben kommen rheologische Maßnahmen zur Verbesserung der Zirkulation auf kapillärer Ebene in Betracht.

Sollten spinal-variköse Raumforderungen das Erkrankungsbild mitbeeinflussen, kann mit der Verbesserung der Rechtsherzfunktion eine Besserung der myelopathischen Symptome einher gehen.

Schließlich wirkt die Immobilisierung der Halswirbelsäule mittels verschiedener entlordosierender Krawattentypen über eine Verringerung der mechanischen Reize bisweilen positiv, wiewohl sie in erster Linie für die Behandlung des Zervikalsyndroms mit eher radikulärer Komponente ihren therapeutischen Wert bewiesen hat. Geringe Funktionsstörungen, fehlende Progredienz und höheres Lebensalter rechtfertigen den Versuch einer konservativen Therapie unter engmaschiger Befundkontrolle (Thier et al. 1992 [79]).

Physiotherapeutische Maßnahmen zur muskulär vermittelten HWS-Entlordosierung spielen nach Manifestation der Erkrankung eine nachgeordnete Rolle.

2.3.2 Die ventrale Dekompressions- und Fusionsoperation

Die diskogene bzw. wurzelscheidenfibrotische Verursachung der cervicalen Radikulopathie war schon relativ früh bekannt und durch einen dorsalen Zugang und foraminale Dekompression behandelbar (Frykholm 1951[33]), die zervikale Myelopathie blieb nicht zuletzt ob ihrer Multikausalität eher behandlungsrefraktär und durch dorsale Zugänge nicht entscheidend beeinflussbar.

Die suffiziente Dekompression des Rückenmarks bei medialen anterioren Prozessen wurde praktisch-klinisch möglich, als 1955 bzw. 1958 Robinson und Smith den anterolateralen bzw. anterioren Zugang zur Bandscheibenentfernung und Segmentfusion darstellten [66], [75]. Das Verfahren erhielt mit der von R. B. Cloward 1962 [21] dokumentierten Fusionsmethode eine Bereicherung, die eine Entfernung raumfordernder Osteophyten und des hinteren Längsbandes sowie die stabilere Einheilung des autologen Bandscheibenersatztransplantats bezweckte. Hierbei wird das verwendete Knochenmaterial aus dem Beckenkamm entnommen. Zwischenzeitlich haben sich verschiedene modifizierte Verfahren etablieren können: Von der reinen ventralen Diskektomie über die von Grote [36] modifizierte Operationsform Robinsons und Smiths mit PMMA-Interponat sowie ebenfalls der Entfernung von hinterem Längsband und Osteophyten, die neueren Verfahren mit Interposition eines Titan-Platzhalters oder -Körbchens bis hin zur routinemäßigen ventralen Plattenosteosynthese nach Interposition eines autologen bzw. auch seltener heterologen Knochenspans.

Ausreichende Beherrschung der Technik vorausgesetzt erlauben alle dargestellten Verfahren die morphologisch sichere Dekompression des ventralen Myelons auch über längere Strecken hinweg. Ihre statischen Auswirkungen auf benachbarte Segmente und auf die Facettgelenke in der Etage und Nachbaretagen sind aber durchaus unterschiedlich, weswegen sie heute noch nebeneinander Bestand haben. Die Langzeitergebnissse sind gut validiert (Roosen 1979 [67] und 1981 [68], Böker 1990 [10], Goto 1993 [35], Arnold 1993 [3], Ebersold 1995 [30]).

2.3.3 Die Indikation zur anterioren Dekompression des Halsmarks

Die übereinstimmende klinisch-neurologische und neuroradiologische Befundkonstellation ist primär zu fordern, bevor einem Patienten die Operation angeboten wird. Da die kernspintomographisch möglicherweise nachgewiesenen intramedullären Veränderungen keine Korrelation zur Erkrankungsschwere und somit - einmal aufgetreten - kein geeigneter Verlaufskontrollparameter sind (Wada et al. 1995 [81]), wird man die Operation dem Patienten empfehlen, wenn elektrophysiologische Befunde die Notwendigkeit einer Operation unterstreichen. Die Hauptschwierigkeit liegt sicher darin begründet, dass sich der z.T. schmerzfreie Patient den Risiken des Eingriffs aussetzt, ohne dass eine wesentliche Besserung der führenden Symptomatik vorausgesagt werden kann, im Gegenteil häufig besteht die Operationsindikation darin, einen als progredient erkannten myelopathischen Prozess zu dämpfen bzw. aufzuhalten, nicht zwangsläufig ihn zu bessern. Auch wird man in der Behandlung alle als förderlich erkannten Maßnahmen anwenden, was die Wirksamkeit der Einzelmaßnahme, hier: Operation, verwischen mag.

2.4 Ziel dieser Arbeit

Die vorliegende Arbeit will die Zuverlässigkeit und Aussagekraft unterschiedlicher Parameter und Modalitäten der magnetinduzierten MEP-Untersuchung bei Patienten mit Myelopathie in Folge degenerativer Raumforderungen des Halsmarks bezüglich der Erkrankungsdetektion und postoperativen Verlaufsbeurteilung darstellen. Hierbei werden die besonderen Belange einer möglichen intraoperativen Untersuchung durch Untersuchungsgang und -aufbau berücksichtigt. Zudem wird der Laborstandard für diese Untersuchungen erarbeitet.

3. Methoden, Patienten und Probanden

3.1 Das Untersuchungsprotokoll

Die Untersuchungen wurden durchweg in der Zeit zwischen April 1991 und August 1993 in den Räumlichkeiten der neurochirurgischen Ambulanz der Krankenanstalten Gilead in Bielefeld-Bethel - Chefarzt der Neurochirurgischen Klinik Prof. Dr. med. F. Oppel - durchgeführt. Die klinische Untersuchung erfolgte durch den Autor, ergänzt um Daten aus den Krankenakten. Die elektrophysiologischen Untersuchungen der Normgruppe sowie der Verum- und Kontrollgruppen wurden durch den Autor vorgenommen. Auf Grund des teilweise experimentellen Charakters der Studie wurden alle Probanden und Patienten explizit um ihr Einverständnis gebeten.

Bei einem Patienten wurde ein Hörgerät übersehen, das durch die Magnetstimulation zerstört wurde. Auf Grund eines Isolationsfehlers in der Spulenwicklung kam es einmal zu einer Durchschmorung der Spulenaußenisolation, die nur durch Austausch der Spule behoben werden konnte. Weitere Sensationen und Schädigungen sind nicht aufgetreten und in der Zwischenzeit bekannt geworden. Nachdem zunächst einige Untersuchungen der Normgruppe zur Sicherung des Laborstandards durchgeführt worden waren, erfolgten dann die Untersuchungen der operierten Myelopathie-Patienten, der ebenfalls zervikal fusionierten Patienten ohne praeoperative Zeichen der Myelopathie und einer konservativ geführten kleinen Kontrollgruppe mit zervikaler Syringomyelie und klinischen Zeichen der Myelopathie.

3.2 Das elektrophysiologische Labor

bestand im Wesentlichen aus dem 4-Kanal-EMG-Gerät, einem von diesem angesteuerten Stromstimulationsgerät, das in der vorliegenden Arbeit jedoch keine Anwendung fand, einem Magnetstimulationsgerät, das über einen Fußschalter den Auslöseimpuls für den Start der Meßaufzeichnung des EMG-Geräts erzeugte, sowie einem digitalen Oberflächenthermometer.

3.2.1 Das EMG-Gerät

Zur Datenakquisition fand das EMG-Gerät Neuropack Four/ MEM 4104-K der Fa. Nihon Kohden Corp., Tokio, Japan, Verwendung. Das Gerät verfügt über eine patientenseitige 4-kanalige analoge Eingangsverstärkereinheit (Abb. 1) mit aktiver Potentialentkopplung (floating potentials), 50 Hz-Erkennung und Tiefpassfilter, 2-kanaligem Stromstimulator, Blitzbrillenverstärker und Impedanzmesseinrichtung.

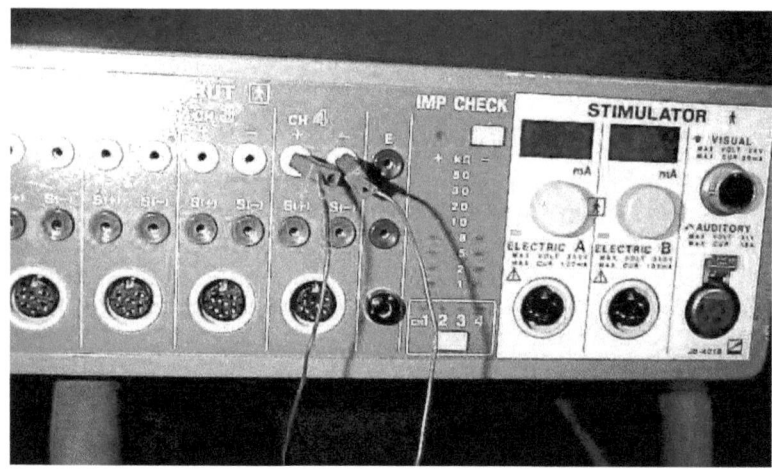

Abb. 1: "Headbox"

Das EMG-Gerät selbst (Abb. 2) wird von einem Motorola MC 68000 Mikroprozessor gesteuert (Festwertspeicher 640 kB, Hauptspeicher 512 kB), der neben einer Echtzeituhr, Tastatursteuerung und der Ansteuerlogik für zwei 3,5" Diskettenlaufwerke (CP/M 68k-ähnliche Datenaufzeichnung) die Unterfunktionseinheiten des Geräts koordiniert und überwacht:

1. Digitale E/A zur Kommunikation mit anderen Rechnern (über Stromschleife GP-IB und seriell RS 232C), Zusatzgeräten (z.B. Magnetstimulator) und die patientenseitige Verstärkereinrichtung.

2. Farbmonitoransteuerung und Superposition des Bildzeigers (Cursors).

3. Thermokammdruckersteuerung

4. Signalrechner zur Mittelwertbildung (Festwertspeicher 128 kB) mit Additions- und Divisionsspeicher sowie Steuerung des Mittelwertauf- bzw. -abschlags.

5. 4-Kanal Analog/Digitalwandler mit einer Auflösung von 10 Bit (entspricht 1024 diskreten Werten) mit Eingangspuffer, Artefakterkennung, Zeitauflösungs- und Verzögerungskontrolle.

6. Messaufzeichnungsstartkontrolle aus dem Meßsignal, Jitter oder Steuereingang.

7. Reizgenerator für AEP und VEP (Klickreiz und Schachbrettumkehr).

8. Analoger Hauptverstärker mit Hochpassfilter, Brummfilter, Puffer für externe Signale und Lautsprecherverstärker.

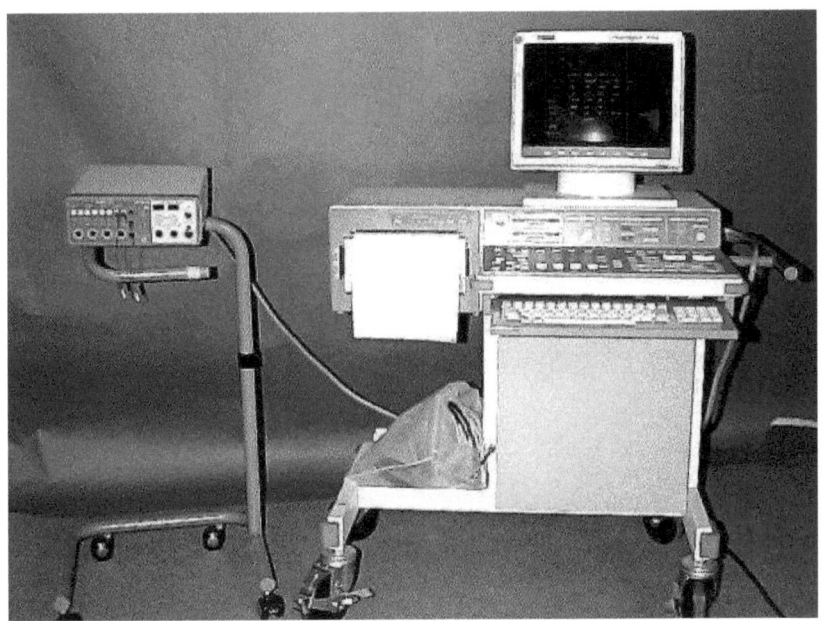

Abb. 2: Das EMG-Gerät Nihon Kohden Neuropack four

Funktionell gesehen ermöglicht das Gerät die Aufzeichnung von EMG, evoziertem EMG (hier: MEP), SSEP, AEP, VEP, ERP sowie Trendtestung und -überwachung mit unterschiedlichen Zeitauflösungen, Zeitfenstern und Spannungsspreizungen in einem genau definierbaren Frequenzbereich, berechnet Nervenleitgeschwindigkeiten und das Integral der gemessenen Spannung über eine Zeitstrecke. Zur Ergebnisdokumentation dienen Ausdruck und Diskettenaufzeichnung, die Auswertung erfolgt am Bildschirm während der Untersuchung oder an Hand des gespeicherten Datensatzes.

3.2.2 Das magnetische Reizgerät

Die Stimulationseinheit besteht aus dem Magnetstimulator D190 der Fa. Digitimer Ltd., Welwyn Garden City, England, mit einer im mittleren Durchmesser 12 cm großen Kupferdrahtspule und maximaler magnetischer Feldstärke von ca. 1,2 T (Abb. 5, bzgl. der Feldlinien und des Abklingens der Feldstärke vgl. auch die Abbildungen 3 und 4 auf der folgenden Seite). Die maximal in dem Gerät erzeugte Spannung, mit der die Speicherkondensatoren geladen werden können, beträgt etwa 750 V und ist einstellbar. Die Angabe der aktuellen Ladespannung erfolgt über eine in Prozent von 750 V geeichte Spulenmessanzeige, die zur Sicherheit auch nach Abschalten des Geräts die Ladung anzeigt. Als Auslöser dient ein Fußschalter, davon abhängig steuert ein Impulsausgang das EMG-Gerät als externer Trigger..

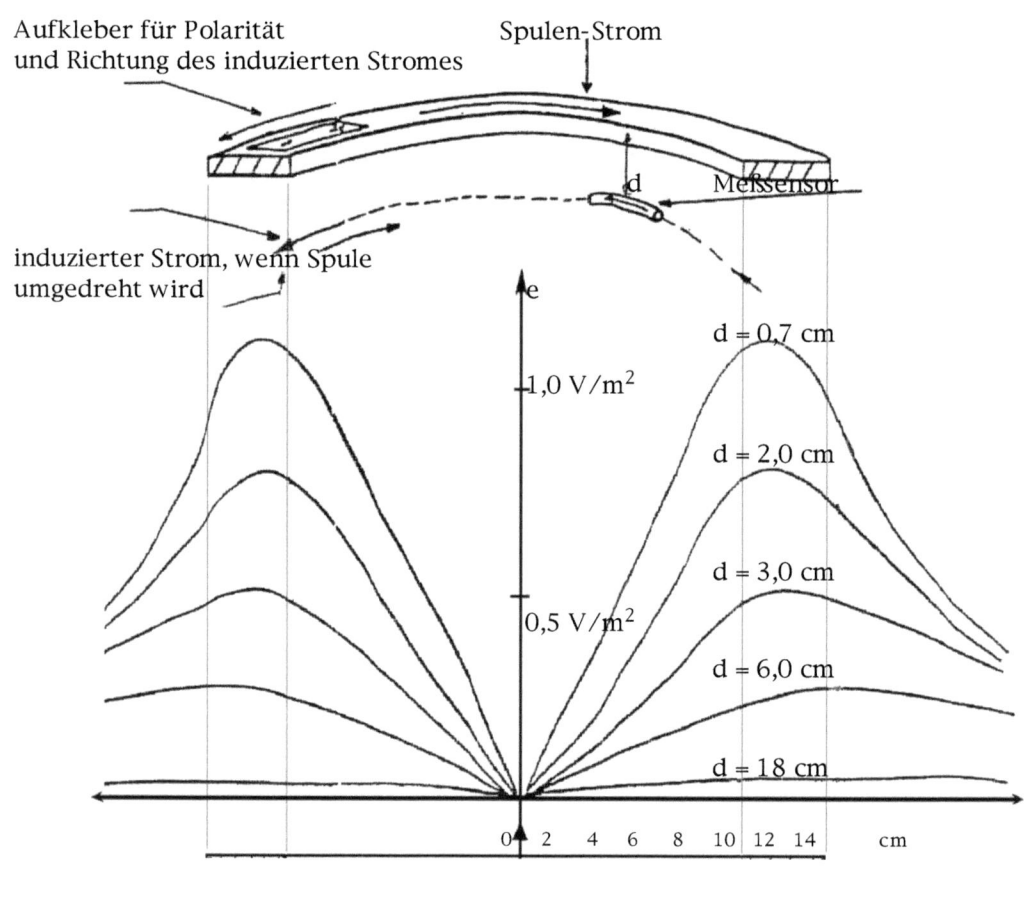

Abb 3: Elektromagnetische Charakteristik der verwendeten Induktionsspule

Induziertes Potential für 100% Ausgangsleistung
Spulendurchmesser: innen 10 cm, außen 14 cm
e = induziertes Potential in V/m2;
d = Distanz zwischen Spule und Meßsensor.
t = 0,55 ms

Abb.4: zeitlicher Feldstärkenverlauf

Abbildungen 3 und 4 nach Unterlagen der Fa. Digitimer Ltd.

Das Reizgerät ist mit einer thermischen Schutzschaltung ausgerüstet, die u.a. die Spulenerwärmung misst, über Leuchtdiodenanzeige die relative Erwärmung anzeigt und die Leistungsabgabe ggf. unterbindet.

Die in der Meßanordnung erforderliche Stimulationsleistung konnte in der Regel ohne Abkühlphase bei normaler Raumtemperatur (20 - 22,5 °C) abgegeben werden, weitere Untersuchungen bzw. Wiederholungen konnten nur nach einer Pause durchgeführt werden, die der Abkühlung des Stimulationsgerätes diente. Die Repetitionsrate lag auf Grund der Ladungszeiten deutlich unter 0,5 Hz, weswegen induzierte kalorische Phänomene ausgeschlossen werden konnten (vgl. Roth, 1992).

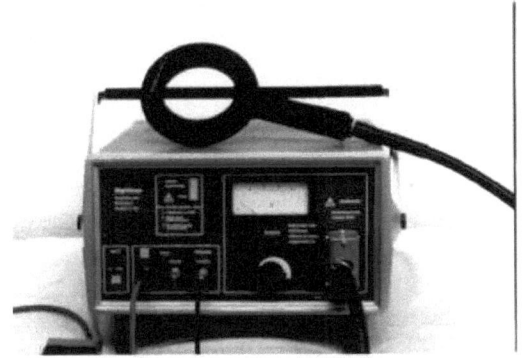

Abb. 5: Magnetstimulator Digitimer D 190 mit Spule und Fußschalter

3.2.3 Weitere Ausrüstung

Die arterielle Blutdruckmessung erfolgte mit Messmanschette unblutig. Zur Oberflächentemperaturmessung benutzten wir ein geeichtes Thermometer mit externem Meßssfühler und digitaler Anzeige (Abb. 6), als Neutralelektrode wurde ein Kupfergeflecht mit Klettverschluss am rechten Unterarm angebracht, zur Muskelpotentialableitung wurden sterile konzentrische Nadelelektroden verwendet.

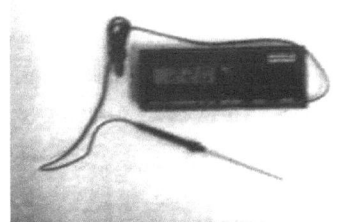

Abb. 6: Das Oberflächenthermometer

3.3 Die Durchführung der Messungen

Zunächst wurde die Raumtemperatur, dann die Oberflächentemperaturen an Armen und Beinen gemessen. Die Körpertemperatur wurde entweder der Stationstageskurve entnommen oder aktuell bestimmt. Bei Abnormität (Körpertemperatur über 38,0°C oder Oberflächentemperatur gemessen kleiner als 30°C) erfolgte keine elektrophysiologische Untersuchung.

Danach wurden Körpergesamtgröße (Scheitel-Ferse) sowie die Teilgrößen: Länge Coronarnaht - Vertebra prominens, Coronarnaht - Os coccygeum jeweils mittig, sodann die Abstände Vertebra prominens - Messort Arm und Steiß - Messort Bein mit Maßband bestimmt. Der Messort wurde durch die Lage der konzentrischen Nadelelektrode an Thenar oder Oberschenkel bestimmt, wobei beide Messorte auch intraoperativ gut zugänglich wären. Ebenso ist die intraoperative Ableitsicherheit von Nadelelektroden höher, als die von Oberflächenklebeelektroden, z. B. bei wiederholter Anlage von Venenzugängen und entspechender alkoholischer Hautdesinfektion. Die getestete Impedanz der Elektrode lag nach Korrektur immer unter 10 kΩ, häufig unter 5 kΩ.

Anschließend erfolgten jeweils nach Impedanzprüfung der Ableitelektrode sechs Standardmessungen, wobei wir bei der Ergebnisaufzeichnung durchweg mit einer Analysenzeit von 50 ms für die Untersuchung der oberen Extremitäten bzw. 50 oder 100 ms für die der unteren Extremitäten bei einer Filterbandbreite von 20 Hz (Steilheit 6 dB/Oktave) bis 3000 Hz (Steilheit 12 dB/Oktave) mit aktiviertem 50 Hz-Filter (<1/20) maßen:

1. Entsprechend dem Stimulationsschema in Abb. 7 erfolgte am liegenden Probanden nun die zentrale Stimulation bei tangentialer Spulenauflage auf den Vertex und Spulenstromfluss im Uhrzeigersinn mit Ableitung des Muskelaktionspotentials (MAP) aus dem rechten Thenar unter leichter Willkürinnervation (Fazilitierung). Zunächst wurde die Stimulationsschwelle durch Testreize bestimmt und dann wurden hintereinander acht überschwellige Reize über Cz gesetzt und das Ergebnis gespeichert.

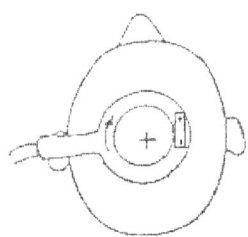

Abb. 7

2. Bei unveränderter Nadellage erfolgte die Magnetstimulation über der Halswirbelsäule in Höhe des 7. HWK mit etwas geringerer Reizintensität (10-20% weniger), tangentialer Spulenauflage und Strominduktion gegen den Uhrzeigersinn. Ableitung wie bei Messanordnung 1, jedoch ohne Fazilitierung. Kontrolle und gegebenenfalls Korrektur der Spulenlage entsprechend der klinischen Reaktion. Anschließend erfolgten dann 8 verwertbare Stimulationen.

3. Nach Anbringen der Ableitelektrode am li. Thenar erfolgte die zentrale Stimulation über Cz mit verpolter, d.h. umgekehrter Spule entspr. Abb. 8 mit tangentialer Spulenauflage, Stromfluss gegen den Uhrzeigersinn und Fazilitierung. Ansonsten Vorgehen wie bei 1.

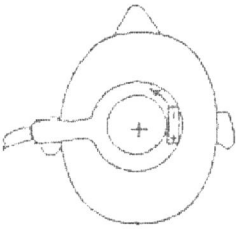

Abb. 8

4. Anschließend erfolgte die zervikale Stimulation links entsprechend der Vorgehensweise für den re. Thenar.

5. Nach Anbringen der Ableitungselektrode im distalen medialen Drittel des rechten Oberschenkels erfolgte die Magnetstimulation parietookzipital parasagittal links gemäß Abb. 9 mit tangentialer Spulenauflage, Stromrichtung im Uhrzeigersinn und leichter Vorinnervation des rechten M. quadriceps femoris durch geringgradiges aktives Anheben des Oberschenkels gegen den Widerstand des Untersuchers. Wie jeweils zuvor Bestimmung der Stimulationsschwelle (häufig 80 - 100%) und Aufzeichnung der folgenden acht Reizantworten.

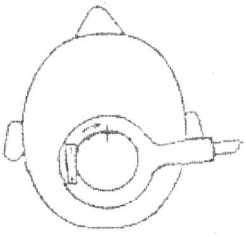

Abb. 9

6. Abschließend Vorgehen wie bei 5., nun mit Ableitung aus dem linken distalen Oberschenkel und Magnetstimulation parietookzipital parasagittal rechts (vgl. Abb. 10), mit tangentialer Spulenauflage, Strominduktion gegen den Uhrzeigersinn und leichter Vorinnervation der linken Kniestrecker.

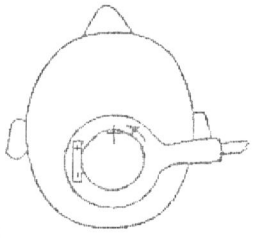

Abb. 10

3.3.1 Untersuchung der Normgruppe

Es wurden insgesamt 21 Probanden untersucht, 4 weibliche, 17 männliche. Das durchschnittliche Lebensalter betrug 41,5 Jahre, die durchschnittliche Körpergröße 174,3 cm. Bei den Probanden der Normgruppe wurden bekannte Stoffwechselstörungen, die Einfluss auf die Nervenleitungsgeschwindigkeit (NLG) haben könnten, wie z.B. Diabetes mellitus, nicht akzeptiert, ebensowenig Polyneuropathien, die durch ENG ausgeschlossen worden waren. Periphere Nervenläsionen oder Wurzelreizsyndrome tiefer als L5 führten nicht zum Ausschluss, da sie auf Grund des Untersuchungsprotokolls nicht ins Gewicht fallen.

3.3.2 Untersuchung der Myelopathie-Patienten

Es konnten 10 Patienten, 2 weibliche und 8 männliche, vor und nach einer cervicalen Dekompressions- und Fusionsoperation untersucht werden, sie waren zum Untersuchungs- bzw. Operationszeitpunkt im Mittel 64 Jahre alt und boten die klinischen Zeichen der cervicalen Myelopathie mit spinaler Ataxie, Störung der Tiefensensibilität und bei 8 von 10 auch segmentaler oder myelopathischer Parese. Bei 4 von 9 kernspintomographisch voruntersuchten Patienten war in den T2-gewichteten Aufnahmen ein pathologisches Marksignal erkennbar. Die Symptomatik hatte durchschnittlich einen erfragten Vorlauf von ca. 23,1 Monaten. Zwei dieser Patienten waren bereits an der Halswirbelsäule unisegmental operiert worden.

Alle Patienten unterzogen sich der cervicalen Fusionsoperation von ventral in der von Grote eingeführten Modifikation der Technik nach Robinson/Smith mit Diszektomie und intercorporeller Spondylodese mittels PMMA-Interponats. Im Mittel wurde in 1,8 Höhen operiert (einmal in drei, sechsmal in zwei, dreimal in einer Höhe), vornehmlich in Höhen HW 6/7 (8) und HW 5/6 (6).

Alle Eingriffe wurden von Fachärzten durchgeführt. Intra- oder postoperative Komplikationen traten nicht auf. Die postoperativen Untersuchungen wurden im Mittel 79,7 Tage (zwischen 5 und 258 Tagen) nach dem Eingriff durchgeführt.

3.3.3 Untersuchung der operativen Kontrollgruppe

Es wurden 6 Patienten, 1 weiblich, 5 männlich, im Mittel 49,5 Jahre alt, fünf davon klinisch ohne wesentliche zervikale Myelopathie und kernspintomographisch ohne pathologisches Marksignal, jedoch evidenter Radikulopathie zumeist mit Parese untersucht. Radiologisch handelte es sich bei den Patienten um zervikale Bandscheibenvorfälle oder Osteochondrosen (vgl. Tabelle 26 im Anhang 7.3). In dieser Gruppe befindet sich ein Patient mit zervikaler Hydromyelie distal der ventralen Osteochondrose. Das Erstauftreten von Symptomen wurden mit ca. 12,8 Monaten auf Befragen hin angegeben.

Im Mittel wurde in 1,25 Höhen in der vorbeschriebenen Technik der ventralen intercorporellen Spondylodese von Fachärzten operiert, am häufigsten in Höhe HW 5/6 (3) und HW 6/7 (3). 4 Patienten (G.M., K.M., L.J., S.A.und S.G.) standen für eine Kontrolle zur Verfügung, ein Patient (G.E.) verstarb nach der Erst-MEP-Untersuchung an fortschreitender Urämie. Die durchführbaren Kontrolluntersuchungen erfolgten im Mittel nach 162 Tagen (zwischen 22 und 422 Tagen).

3.3.4 Untersuchung der nicht-operativen Kontrollgruppe

4 Patienten, davon 3 weiblich, 1 männlich, im Mittel 45 Jahre alt, wurden zur Verlaufsbeurteilung untersucht: 3 hatten eine kernspintomographisch gesicherte zervikale medulläre Syrinx ohne Traumavorgeschichte oder eine zervikale Hydromyelie. Eine Patientin hatte eine mittthorakale Myelopathie Th 8 bei intraspinalem Meningiom, das thorakal von dorsal operiert wurde; da sich die operierte Raumforderung nicht zervikal befand, wurde die Patientin in diese Gruppe eingeordnet.

Das Erstauftreten von Symptomen lag im Mittel 55,3 Monate zurück. Klinische zervikal-myelopathische Zeichen fanden sich bei keinem Patienten, weswegen bei den nicht-tumortragenden Patienten ein abwartendes Verhalten gerechtfertigt war. Zwei der Patienten boten Paresen unterschiedlichen Schweregrads an den oberen Extremitäten. Kernspintomographisch erstreckten sich die Läsionen bei zwei Pat. nur über ein Segment, bei einem anderen über 5 Segmente. Das Nachuntersuchungsintervall betrug im Mittel 166,3 Tage (zwischen 14 und 368 Tagen).

3.4 Die Auswertung und ihre Kriterien

Nachfolgend in Abb. 11 wird eine Einzel-Thenar-MEP-Ableitung nach zentraler Stimulation dargestellt. Dabei bedeuten

Marker 1: Beginn D-Welle (aus direkter Erregung pyramidaler Neurone resultierender Kurventeil),

Marker 2: Ende I-Welle (indirekter, durch Interneurone generierter späterer Kurvenanteil),

Marker 3 und Marker 4 : Signalamplitude.

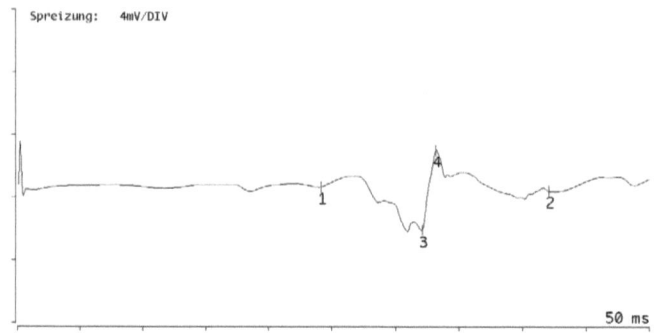

Abb. 11: Beispiel einer Thenar-MEP-Einzelableitung

3.4.1 Mathematische Grundlagen

Im Folgenden werden die mathematischen Grundlagen, nach denen die Berechnung der Parameter am und im EMG-Gerät erfolgt, vorgestellt (1a), (2), (3), (4), (5). Die rechnergestützte Auswertung benutzt die Formeln (1b), (2) und (2a).

(1) $\text{MEP-Latenz} = t_{\text{Beginn D-Welle}} - t_{\text{Stimulation}}$ [s]

für $t_{\text{Stimulation}} = 0$ gilt dann
(1a) $\text{MEP-Latenz} = t_{\text{Beginn D-Welle}}$ [s]

(1b) $\text{NLG} = s_{\text{Körperabschnitt}} / \text{MEP-Latenz}$ [m/s]

$$(2) \quad CCT = \text{MEP-Latenz}_z - \text{MEP-Latenz}_p \quad [s]$$

$$(2a) \quad ZNLG_{C7} = s_{Vertex-HWK7} / CCT \quad [m/s]$$

$$(3) \quad \text{MEP-Dauer} = t_{Ende\ I-Welle} - t_{Beginn\ D-Welle}$$

$$(4) \quad \text{MEP-Amplitude} = U_{max(t1)} - U_{min(t2)} \quad [V]$$

für MEP-Latenz $< t1 <$ MEP-Dauer+MEP-Latenz und
MEP-Latenz $< t2 <$ MEP-Dauer+MEP-Latenz

$$(5) \quad \text{MEP-Area} = \int_{t_{Beginn\ D-Welle}}^{t_{Ende\ I-Welle}} U/\partial t \quad [Vs]$$

3.4.2 MEP-Latenz

Wir bestimmten die Latenz zwischen Stimulationszeitpunkt und erster dem evozierten Muskelaktionspotential zuzuordnender Kurvenauslenkung des Aktionspotentials, das im Schrifttum auch als D-Welle (direct wave) bezeichnet wird an Markerposition 1. Gemäß Formel (1a) wird die zugehörige Zeit vom EMG-Gerät ausgegeben bzw. am Bildschirm bestimmt.

3.4.3 CCT

Zur Berechnung der zentralmotorischen Überleitungszeit CCT wurde von der jeweils geringsten Latenz aus den jeweils acht Messungen nach contralateraler zentraler Stimulation die geringste Latenz ebenfalls nach acht Messungen nach ipsilateraler zervikaler Stimulation und Ableitung am Thenar subtrahiert gemäß Formel (2).

3.4.4 Motorische NLG

Der genaueren Normierung soll die Bestimmung der peripheren und zentralen motorischen Nervenleitgeschwindigkeit dienen; dies erfolgt durch die individuelle Messung der zugehörigen Strecken nach Bestimmung der peripheren motorischen NLG (Reizort HW 7, Ableitung ipsilateraler Thenar) nach Formel (1b), der zusammengesetzten motorischen NLG (Reizort Cortex, Ableitung contralateraler Thenar bzw. contralateraler M. quadriceps) ebenfalls nach Formel (1b) und der oberen zentralmotorischen NLG_{C7} nach Formel (2a).

3.4.5 Potentialdauer

Die Potentialdauer ergibt sich aus der Latenz vom Beginn der D-Welle bis zum Ende der I-Welle (indirect wave). Das Ende wird mit Marker 2 markiert, das EMG-Gerät errechnet dann nach Formel (3) die zugehörige Δt. Die Potentialdauer spielt nur bei direkt bestimmten MEP eine Rolle, sie ist bei errechneten (Differenz-)Latenzen ohne Belang.

3.4.6 Amplitude

Die Amplitude dieses Potentialkomplexes - hierzu wurden die stärksten positiven und negativen Auslenkungen während der MEP-Dauer mit Marker 3 und 4 markiert - errechnet das EMG-Gerät nach Formel (4). Die Amplitude ist wie die Potentialdauer bei errechneten Zeitgrößen wie der zentralmotorischen Überleitungszeit unbedeutend.

3.4.7 Area

Das Spannungszeitprodukt des evozierten Potentials (englisch: area) wird ebenfalls in Abhängigkeit von gesetzten Markern vom EMG-Gerät berechnet; da hier das Spannungszeitprodukt des MEP-Signals über die MEP-Dauer interessiert, werden in der Normauswertung Marker 1 und 2, die die MEP-Dauer eingrenzen, herangezogen.

Potentialdauer, Amplitude und Spannungszeitprodukt dienen in dieser Arbeit der Beurteilung der Güte der Messung.

3.4.8 Auswertung am EMG-Gerät

Bis auf eine automatische Artefakterkennung und -unterdrückung waren keine automatisierten peak detection Programme im EMG-Gerät integriert. Die Auswertung erfolgte durch visuelles Anfahren des gemäß allgemeiner elektromyographischer Kriterien (z.B. bei Ludin 1993 [53], "Nadelmyographie") markanten Kurvenpunkts mittels Zeigers am Monitor mit einer zeitlichen Auflösung von 1/500 der gewählten Analysenzeit, Markieren des Punkts und Ablesen der Parameter vom Bildschirm bzw. Ausdruck der Kurve. Diese Auswertung erfolgte off line anhand der auf 3,5"-Diskette gespeicherten Rohdaten auf dem EMG-Untersuchungsgerät in Bielefeld oder auf einem gleichartigen in der neurochirurgischen Praxis Dr. K. Aebert in Bremen.

3.4.9 Auswertung am handelsüblichen PC

Mit einem in THINK™-Pascal und MC68000™-Assembler geschriebenen Programm für handelsübliche Rechner der Fa. Apple, Cupertino, USA (Systemvoraussetzungen: eingebautes Superdrive™-Diskettenlaufwerk, MacOS-Versionen von 6.0.3 bis 8.6), können die Disketten-Rohdaten einschließlich der bereits gesetzten Marker angezeigt und in eine Bilddatei gespeichert werden. Das Programm umfasst 1497 Programmzeilen, zusätzlich umfasst der asynchron aufgerufene MC68000-Code des Diskettenlesetreibers 312 Assembler-Zeilen. Eine Veränderung der Rohdaten auf der EMG-Diskette kann nicht erfolgen. Somit werden Nachauswertungen auch ohne EMG-Gerät möglich, indem die Bilddatei, die eine Eichskala beinhaltet, so proportional gestaucht oder gedehnt wird, dass die Eichung mit dem Größenraster eines darstellenden Desktop-Publishing-Programms übereinstimmt. Dann können der Computerzeiger und die Messbox des DTP-Programms direkt zum Ablesen der Messwerte aus dem Bild benutzt und das z. B. durch neue Marker ergänzte Bild wieder gespeichert oder ausgedruckt werden. Ein Vorteil dieser Methode ist die erzielbare größere Auflösung, da alle 1000 Messpunkte im Bild dargestellt und definiert sind im Gegensatz zum EMG-Gerät, das nur 500 diskrete Messpunkte am Monitor anbietet.

3.5 Fehlerquellen

Die Auswertung der Messkurven erfolgte nach elektrophysiologischen Gesichtspunkten, die willkürliche Vorinnervation durch Patienten und Probanden bei der Ableitung der MEP nach zentraler Stimulation erfordert hier die penible Trennung der willkürlichen von den evozierten Muskelaktionspotentialen durch Bestimmung des bezüglich des zeitlichen Auftretens und seiner Kurvenform konstanteren MEP-Musters aus den jeweils acht repetitiven Untersuchungen gegenüber den in Form und Auftreten inkonstanten durch Fazilitierungsaktivität erzeugten Muskelaktionspotentialen. Schwierigkeiten ergeben sich bei Kurvenüberlagerungen besonders bei Patienten mit nur schwer evozierbaren Potentialen, da die Stimulation nicht beliebig häufig wiederholbar und zumutbar ist.

Die Zentralmotorische Überleitungszeit durch Subtraktion der peripheren von den zentral stimulierten Latenzen führt rechnerisch wegen der synaptische Leitungszeit vom ersten auf das zweite Motoneuron und der Leitung durch das proximale Nervenwurzelsegment aus Zelleib des Motoneurons und axonalem Anteil im Neuroforamen zu einer "Überschätzung" von ca. 1 ms (Mills und Murray 1986, zitiert nach Maertens de Noordhout 1998 [55]).

Alle übrigen Fehler sind durch Leitungsverzögerungen und durch Schaltzeiten der eingesetzten Halbleiter in Stimulations- und Messgerät bedingt, die sich bis in den μs-Bereich addieren können, bei den zu messenden Phänomenen im ms-Bereich jedoch keinen Niederschlag finden. Auch die etwas gröbere Bildauflösung des EMG-Geräts im Vergleich zum PC spielt hier keine beeinflussende Rolle.

4. Ergebnisse

4.1 Normgruppe

Wie schon erwähnt, wurden 21 Probanden zu Erstellung der Laborstandardwerte rekrutiert. Bei der Auswahl der reproduzierbaren Untersuchungen sowohl bei zervikaler Stimulation mit Potentialableitung aus dem Thenar wie auch bei zentraler Stimulation mit Ableitung aus dem distalen Oberschenkel waren nicht alle Untersuchungen zur Normwertbestimmung verwertbar, was in der folgenden Tabelle die unterschiedlichen Anzahlen erklärt. Die Daten fußen auf der kürzesten Latenz nach acht verwertbaren Messungen je Proband. Die Mittelwerte sollten normverteilt vorliegen, deshalb die Darstellung der Werte als Mittelwert ± 2σ, was einer Wahrscheinlichkeit von ca. 97% entspricht, daß ein innerhalb der angegebenen Grenzen als normal angesehener Meßwert sicher normal ist (vgl. Oken 1990 [63], S. 595-596).

4.1.1 Latenzen, Leitgeschwindigkeiten und Amplituden

Tabelle 1: Die Normwerte des Labors (Mittelwert ± 2σ)

Reizort-Ableitung	n	Cranium-Thenar	HWS-Thenar	Cranium-OS
Latenzen	40, 17, 23	22,3 ± 3,1 ms	15,4 ± 4,2 ms	27,4 ± 4,1 ms
Amplituden	39, 17, 23	2,4 ± 3,8 mV	1,5 ± 3,2 mV	2,4 ± 6,0 mV
NLG	40, 17, 23	51,9 ± 8,7 m/s	53,0 ± 20,2 m/s	53,5 ± 11,5 m/s

Die Normbreite der errechneten zentralmotorischen Überleitungszeit bei Meßableitung am Thenar bei 17 untersuchten Probanden beträgt für unser Labor 7,2 ± 1,6 ms, was einer zentralen Nervenleitungsgeschwindigkeit von 47,5 ± 11,5 m/s entspricht.

4.1.2 Kurvenverlaufsdarstellung

Exemplarisch wird auf den folgenden Seiten die Serie einer Normuntersuchung dargestellt:

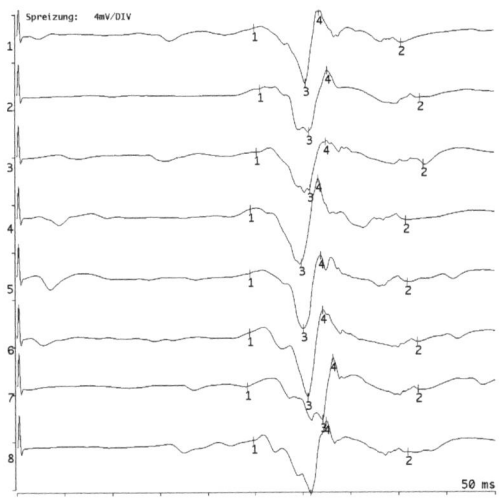

Abb. 12: Proband B.F. - MEP-Ableitung re. Thenar nach Stimulation bei Cz

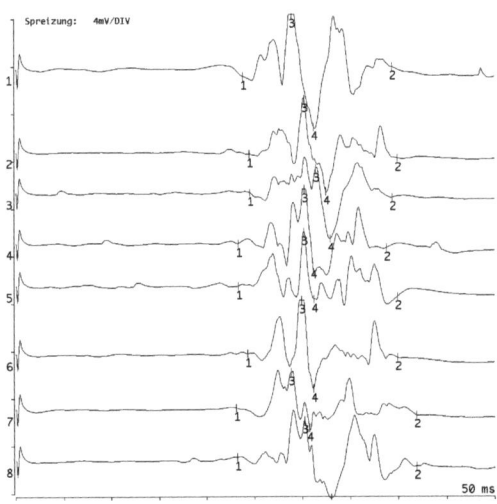

Abb 13: Proband B.F. - MEP-Ableitung li. Thenar nach Stimulation bei Cz

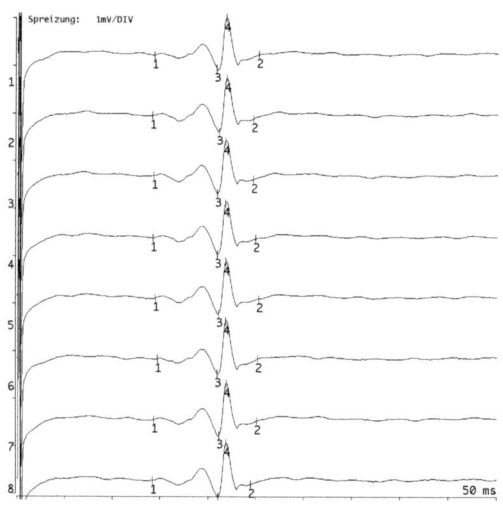

Abb. 14: Proband B.F. - MEP-Stimulation cervical rechts, Ableitung rechter Thenar

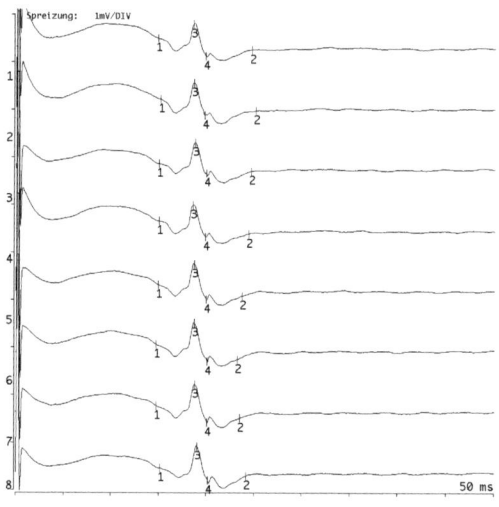

Abb. 15: Proband B.F. - MEP-Stimulation cervical links, Ableitung linker Thenar

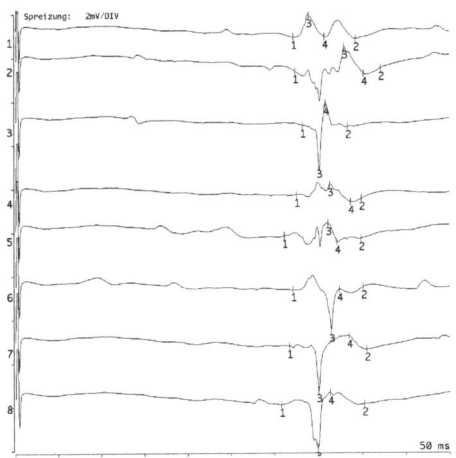

Abb.16: Proband B.F. - MEP-Stimulation bei Cz, Ableitung re. Oberschenkel

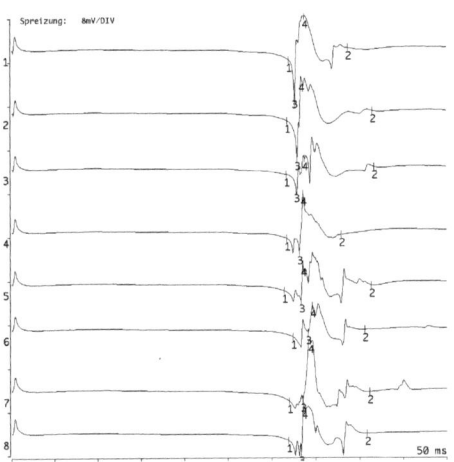

Abb. 18: Proband B.F. . - MEP-Stimulation bei Cz, Ableitung li. Oberschenkel

4.1.3 Messwertdarstellung

Für einen vergleichenden Überblick und mit der Frage, welche weiteren Parameter sich zur Normierung anbieten, wurden die Einzelmeßparameter Latenz, Potentialdauer, Nervenleitgeschwindigkeit und Amplitude in sog. Box-plots dargestellt, wobei Maxima und Minima durch waagerechte Markierungen dargestellt wurden. Ein Kasten weist den Bereich aus, in dem die Hälfte der Messungen lagen, in diesem ist der Medianwert nochmals durch waagerechten Strich markiert (erzeugt durch ein THINK™-Pascal Programm mit 344 Zeilen). Dabei wurde zwischen linker und rechter Seite differenziert.

4.1.3.1 Vertex - Thenar - Latenzen

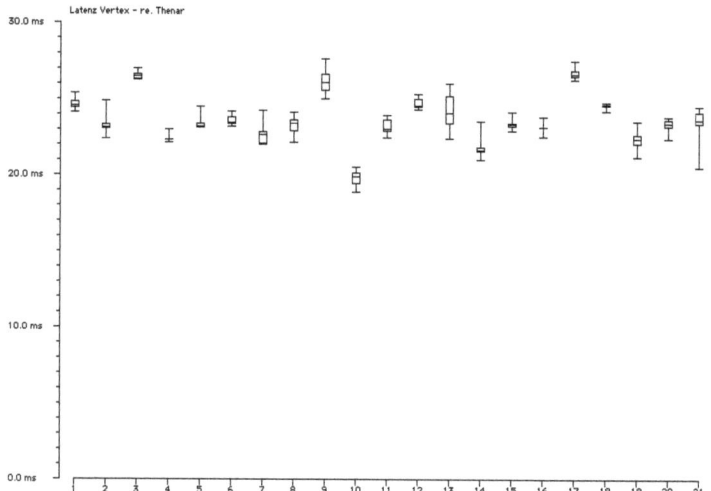

Abb. 18: Darstellung der gemessenen MEP-Latenzen nach magnetischer Stimulation über Cz und Ableitung aus dem re. Thenar

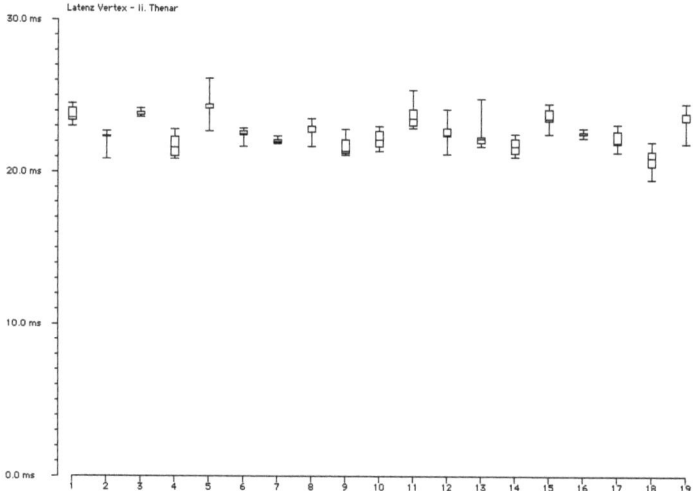

Abb. 19: Ergebnisdarstellung der Messungen aus dem li Thenar

Das Gesamtergebnis der Minimallatenzen nach 8 Messungen je Arm: 22,31 ms ± 3,06 ms (n=40 MW ± 2σ); Differenz im intraindividuellen Seitenvergleich: 1,57 ms ± 2,1 ms (n=19, MW ± 2σ).

4.1.3.2 Vertex - Thenar - Potentialdauer

Die Potentialdauer besteht aus der Dauer vom Beginn der D-Welle bis zum Ende der I-Welle.

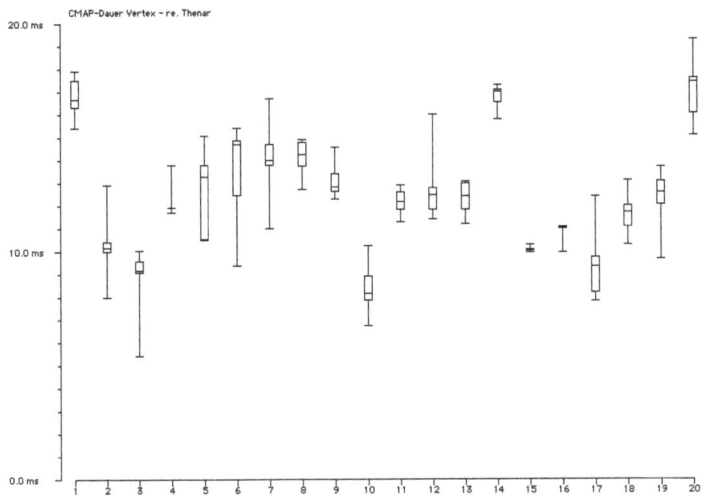

Abb. 20: Boxen-Diagramm der Potentialdauer bei parietaler Stimulation und Ableitung aus dem rechten Thenar

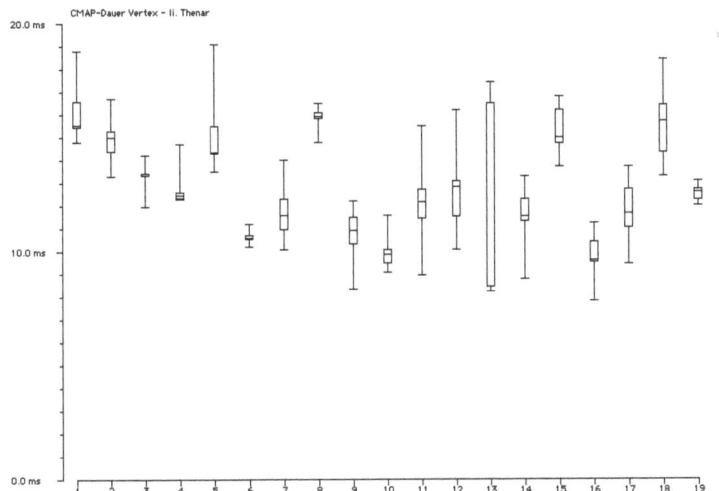

Abb. 21: Potentialdauer bei Ableitung aus dem li. Thenar:
Bei Zugrundelegen der Mittelwerte nach acht Messungen beträgt die durchschnittliche Dauer 13,34 ms ± 6,2 ms (n=39, MW ± 2σ), bei Verwendung der längsten Dauer bei acht Messungen 15,12 ms ± 6,4 ms (n=39, MW ± 2σ). Im ersten Fall ist die Differenz im intraindivi-

duellen Seitenvergleich 3,21 ms ± 7,17 ms (n=18, MW ± 2σ), im zweiten 3,9 ms ± 6,32 ms (n=18, MW ± 2σ).

4.1.3.3 Vertex - Thenar - Nervenleitgeschwindigkeit

Die Nervenleitgeschwindigkeit wurde als Quotient aus gemessener Entfernung Vertex - Thenar-Meßort und MEP-Latenz bestimmt.

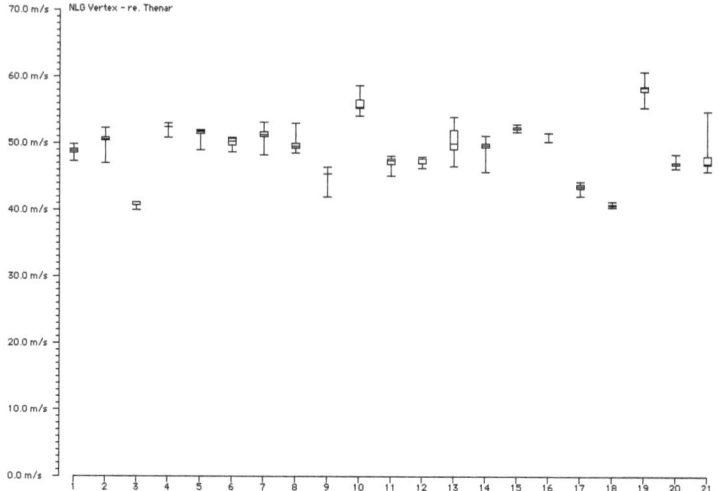

Abb. 22: Nervenleitgeschwindigkeit bei Ableitung aus dem re.Thenar

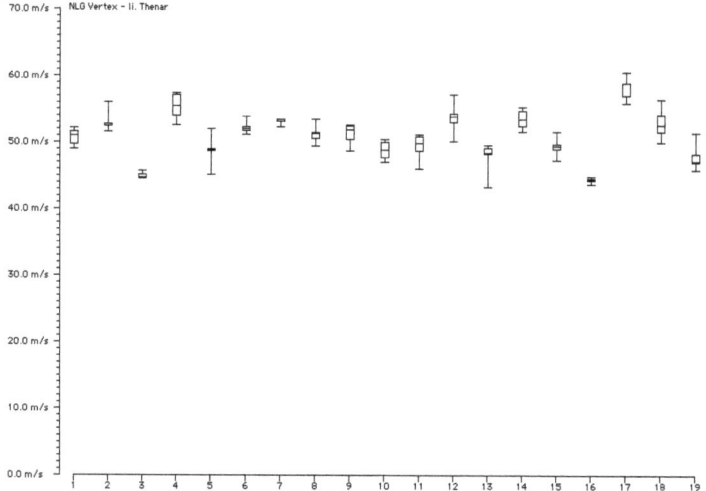

Abb. 23: Nervenleitgeschwindigkeit bei Ableitung aus dem li. Thenar
Das Gesamtergebnis der Maximalgeschwindigkeiten aus 8 Messungen je Arm: 51,86 m/s ± 8,72 m/s (n=40, MW ± 2σ); Differenz im intraindividuellen Seitenvergleich:3,56 m/s ± 4,56 m/s (n=19, MW ± 2σ).

4.1.3.4 Vertex - Thenar - Amplituden

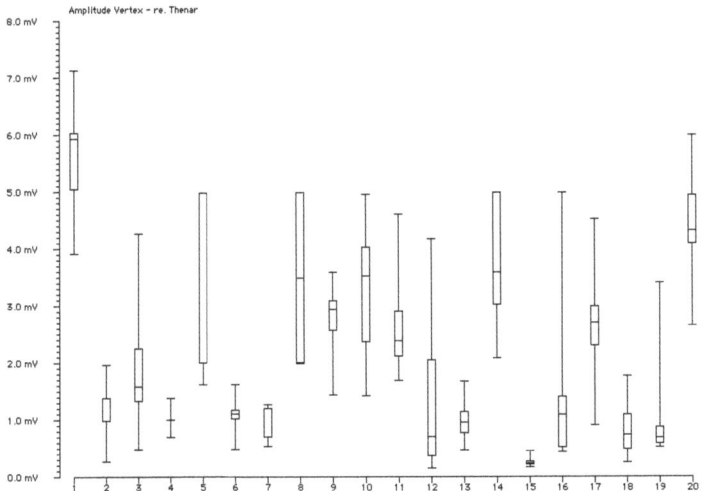

Abb. 24: Das Boxendiagramm für die gemessenen Spannungsamplituden bei gleichen Reizparametern, Ableitung re. Thenar

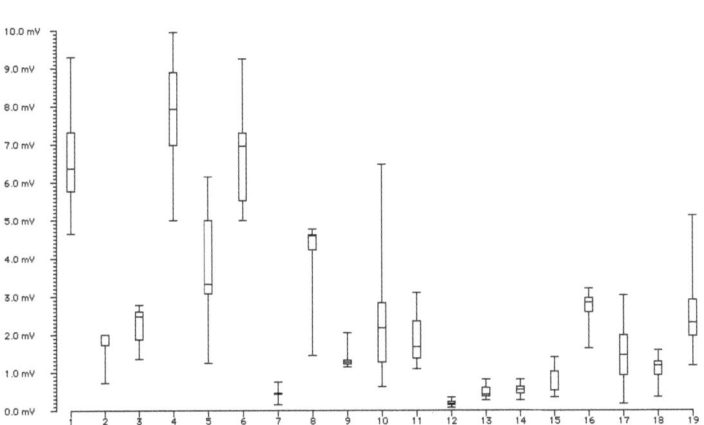

Abb. 25: Die Spannungsamplitudenmessungen aus dem li. Thenar
Der Mittelwert der gemittelten Potentialamplituden beträgt 2,38 mV (n=39), die Meßwerte selbst sind interindividuell nicht sicher normverteilt. Der Mittelwert der Amplitudenmaxima aus den Einzelmessungen betrug 3,73 mV, der niedrigste Wert 347 µV, der größte 9,96 mV.

Die intraindividuelle durchschnittliche prozentuale Differenz der

Maxima beträgt 57,41% vom individuellen Mittelwert mit sehr konstanten Meßergebnissen (2% Differenz) aber auch sehr großen Unterschieden (169% Differenz; n=18).

4.1.3.5 HWS - Thenar - Latenzen

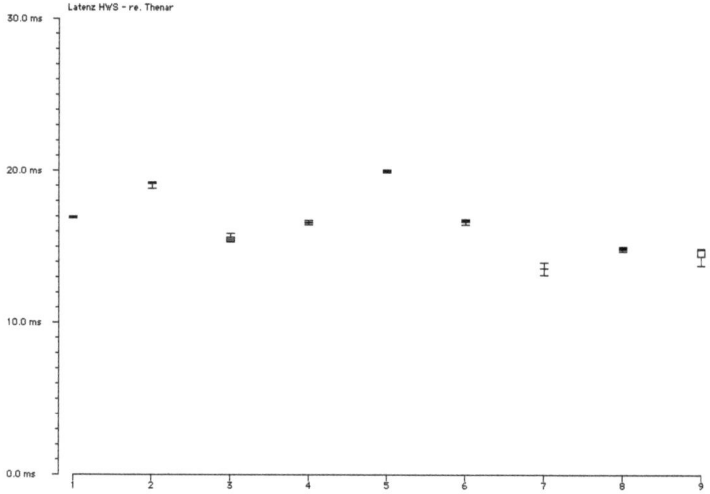

Abb. 26: MEP-Latenzen nach magnetischer Stimulation über vertebra prominens und Ableitung aus dem re. Thenar

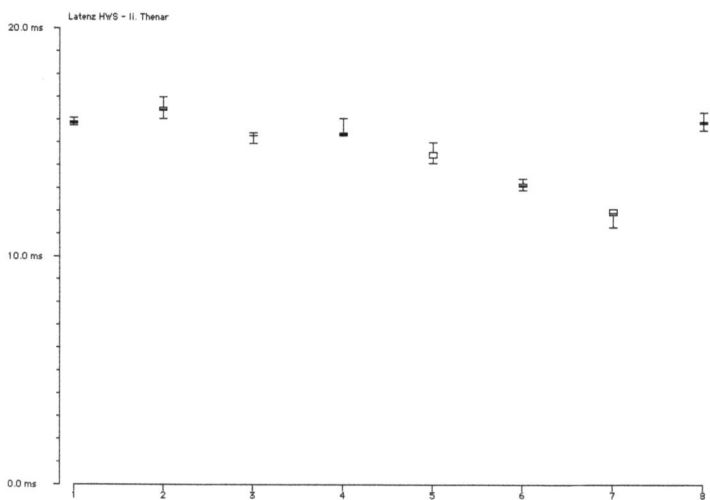

Abb 27: Die Ergebnisdarstellung der Messungen aus dem li. Thenar
Das Gesamtergebnis der Minimallatenzen aus 8 Messungen je Arm: 15,36 ms ± 4,19 ms (n=17, MW ± 2σ); Differenz im intraindividuellen Seitenvergleich: 1,65 ms ± 2,27 ms (n=8, MW ± 2σ).

4.1.3.6 HWS - Thenar - Potentialdauer

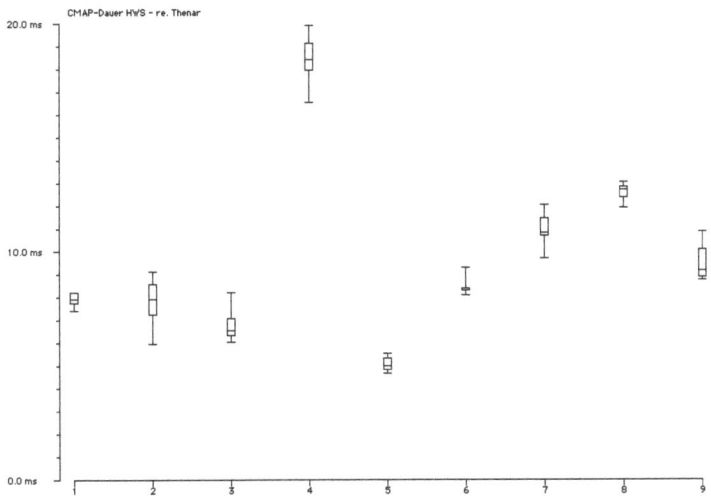

Abb. 28: Die Ergebnisdarstellung der Messungen aus dem re. Thenar

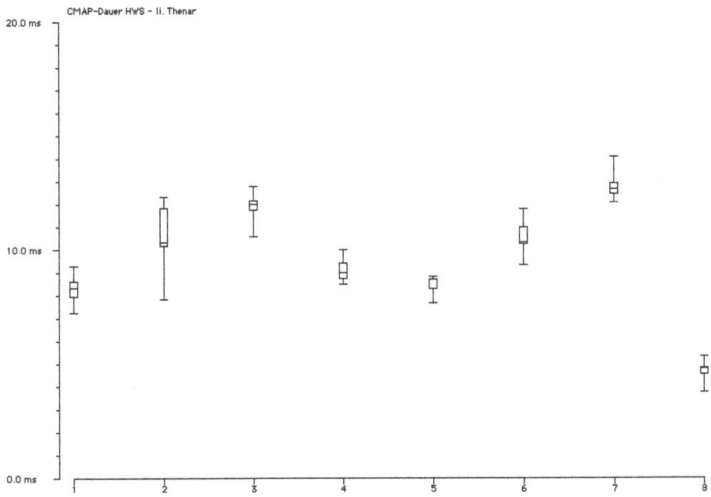

Abb. 29: Potentialdauer bei Ableitung aus dem li. Thenar

Fußend auf den Mittelwerten nach acht Messungen beträgt die durchschnittliche Dauer 9,99 ms ± 7,11 ms (n=17, MW ± 2σ), bei Verwendung der längsten Dauer bei acht Messungen 10,99 ms ± 7,35 ms (n=8, MW ± 2σ). Im ersten Fall ist die Differenz im intraindividuellen Seitenvergleich 2,1 ms ± 4,29 ms (n=8, MW ± 2σ), bei Verwendung der Maxima 2,52 ms ± 4,11 ms (n=8, MW ± 2σ).

4.1.3.7 HWS - Thenar - Nervenleitgeschwindigkeit

Die NLG ist hier der Quotient aus gemessener Entfernung Vertebra prominens - Thenar und MEP-Latenz.

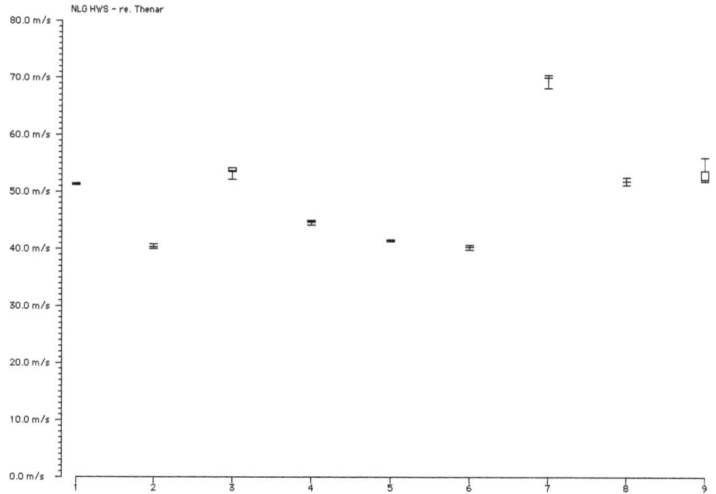

Abb. 30: NLG-Bestimmung nach Ableitung am rechten Thenar

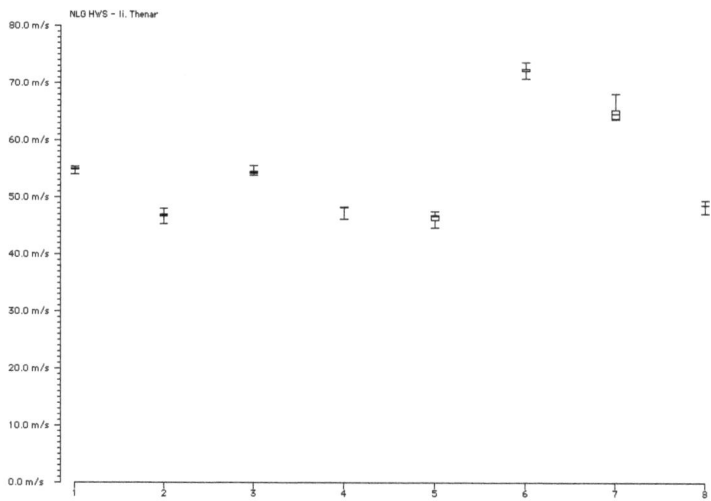

Abb. 31: NLG-Bestimmung nach Ableitung am linken Thenar

Das Gesamtergebnis der Maximalgeschwindigkeiten aus 8 Messungen je Arm: 53 m/s ± 20,21 m/s (n=17, MW ± 2σ); Differenz im intraindividuellen Seitenvergleich: 5,73 m/s ± 9,32 m/s (n=8, MW ± 2σ).

4.1.3.8 HWS - Thenar - Amplituden

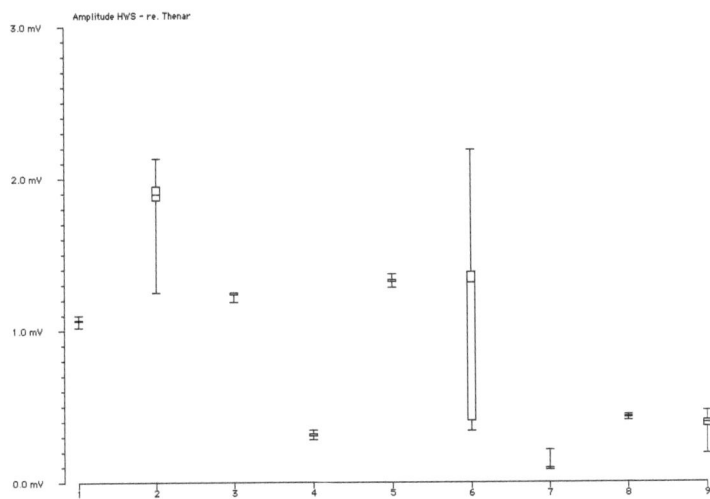

Abb. 32: Boxendiagramm für die gemessenen Spannungsamplituden bei gleichen Reizparametern, Ableitung re. Thenar

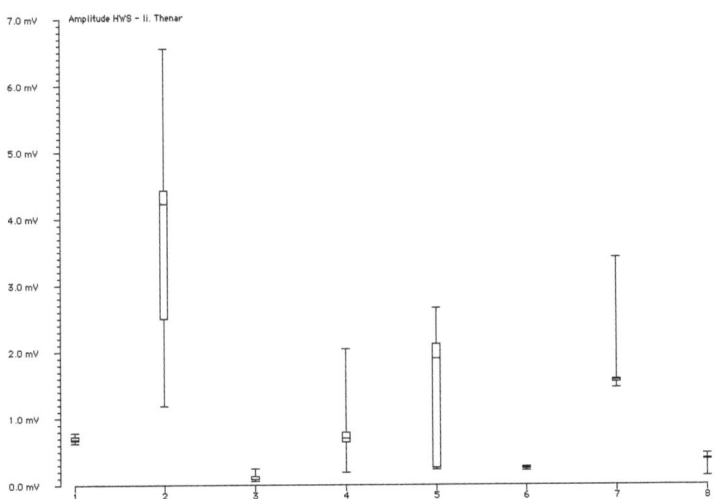

Abb. 33: Die Spannungsamplitudenmessungen aus dem li. Thenar

Der Mittelwert der Potentialamplituden beträgt 1,02 mV (n=17), die Meßwerte selbst sind interindividuell nicht sicher normverteilt. Der Mittelwert der Amplitudenmaxima aus den Einzelmessungen betrug 76,02 mV, der niedrigste Wert 2110 µV, der größte 154,01 mV. Die intraindividuelle Seitendifferenz der Maxima beträgt im Durchschnitt 76,02% vom individuellen Mittelwert; die Abweichungen variieren von 2% bis 154 %(n=8).

4.1.3.9 Vertex (Pz) - M. quadriceps femoris - Latenzen

Darstellung der gemessenen MEP-Latenzen nach magnetischer Stimulation über Pz:

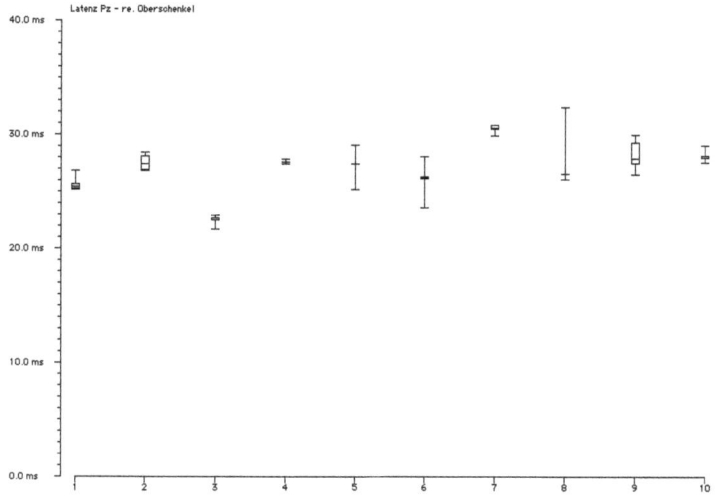

Abb. 34: Ableitung aus dem re. M. quadriceps femoris

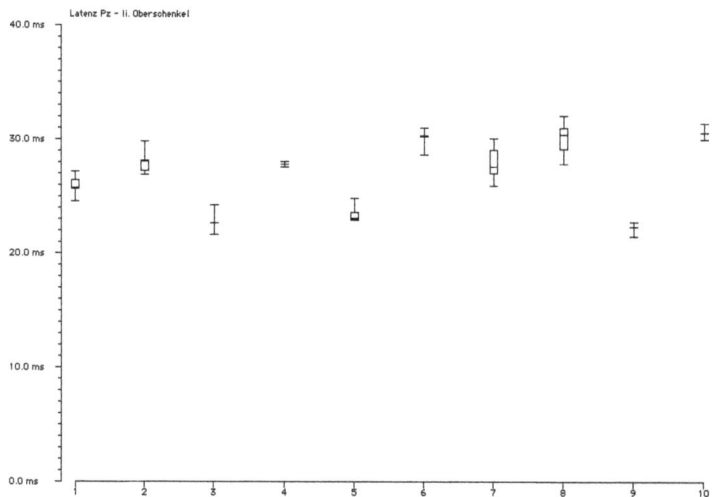

Abb. 35: Die Ergebnisdarstellung der Messungen aus dem li. Oberschenkel

Das Gesamtergebnis der Minimallatenzen nach 8 Messungen je Bein: 27,4 ms ± 4,05 ms (n=23, MW ± 2σ); Differenz im intraindividuellen Seitenvergleich:1,41 ms ± 2,16 ms (n=10, MW ± 2σ).

4.1.3.10 Vertex (Pz) - M. quadriceps femoris - Potentialdauer

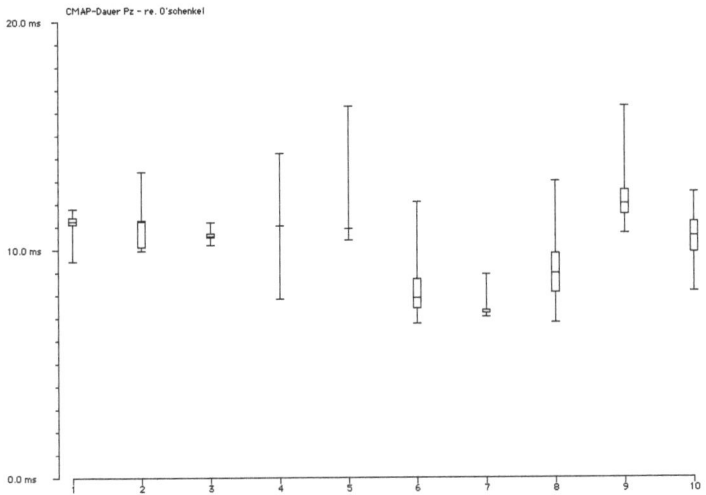

Abb. 36: Boxen-Diagramm der Potentialdauer bei postzentraler Stimulation und Ableitung aus dem rechten Oberschenkel

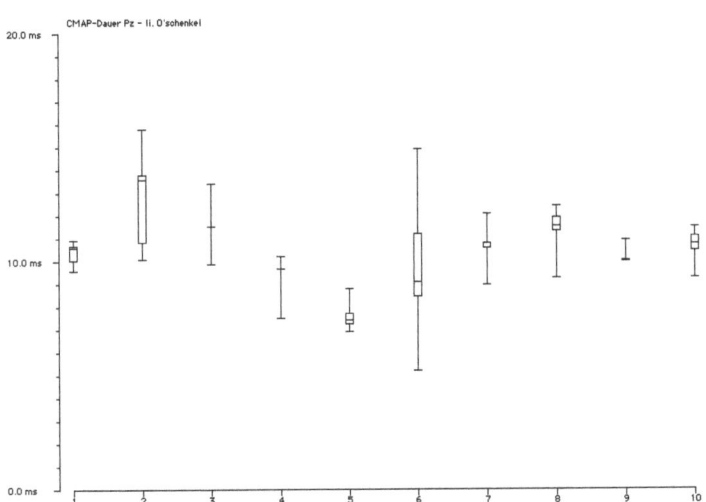

Abb. 37: Potentialdauer bei Ableitung aus dem li. Oberschenkel
Bei Berücksichtigung der Mittelwerte nach acht Messungen beträgt die durchschnittliche Dauer 10,17 ms ± 3,69 ms (n=23, MW ± 2σ),

bei Verwendung der längsten Dauer bei acht Messungen 12,56 ms ± 5 ms (n=23, MW ± 2σ). Im ersten Fall ist die Differenz im intraindividuellen Seitenvergleich 1,26 ms ± 2,2 ms (n=10, MW ± 2σ), im zweiten 2,68ms ± 4,73 ms (n=10, MW ± 2σ).

4.1.3.11 Vertex - M. quadriceps femoris - Nervenleitgeschwindigkeit
Die NLG wurde als Quotient aus gemessener Entfernung Vertex - Oberschenkel-Meßort und MEP-Latenz bestimmt.

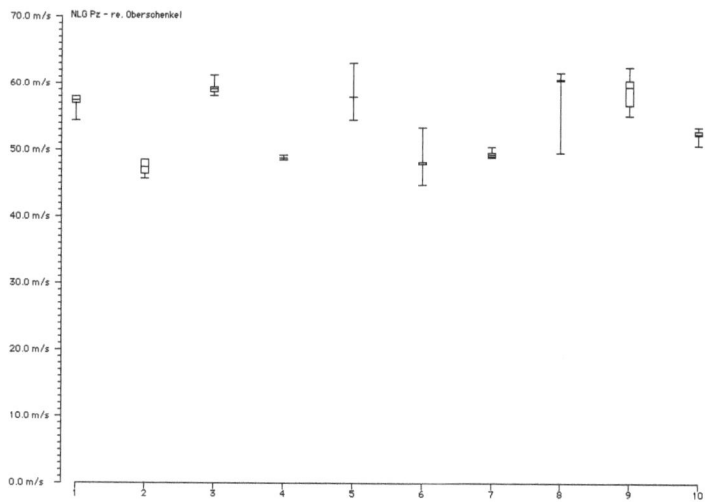

Abb 38: NLG-Bestimmung bei Ableitung am rechten Oberschenkel

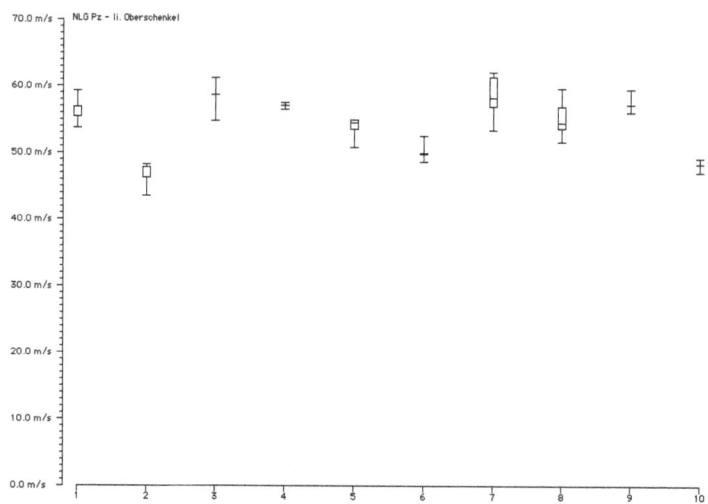

Abb. 39: NLG-Bestimmung bei Ableitung am linken Oberschenkel

Das Gesamtergebnis der Maximalgeschwindigkeiten aus 8 Messungen je Bein: 51,86 m/s ± 8,72 m/s (n=40, MW ± 2σ); Differenz im intraindividuellen Seitenvergleich: 2,83 m/s ± 4,51 m/s (n=10, MW ± 2σ).

4.1.3.12 Vertex (Pz) - M. quadriceps femoris - Amplituden

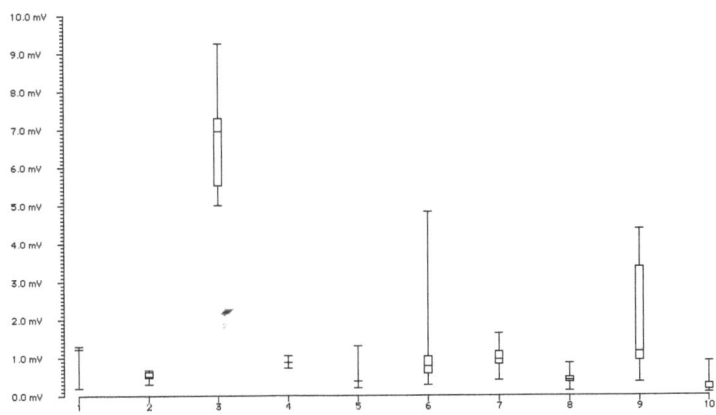

Abb. 40: Boxendiagramm für die gemessenen Spannungsamplituden bei gleichen Reizparametern, Ableitung re. Oberschenkel

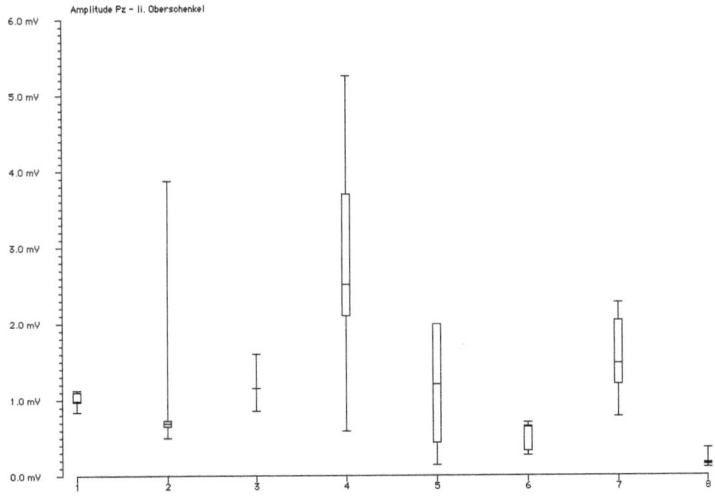

Abb. 41: Spannungsamplitudenmessungen aus dem li. Oberschenkel

Der Mittelwert der Potentialamplituden beträgt 1,32 mV (n=23), die Meßwerte selbst sind interindividuell nicht sicher normverteilt. Der Mittelwert der Amplitudenmaxima aus den Einzelmessungen beträgt 67,65 mV, der niedrigste Wert 8,33 mV, der größte 171,01 mV. Die intraindividuelle durchschnittliche prozentuale Differenz der Maxima beträgt 67,65% vom individuellen Mittelwert mit sehr konstanten Meßergebnissen (8% Differenz) aber auch sehr großen Unterschieden (171 % Differenz; n=10).

4.1.3.13 Norm der zentralen Überleitungszeit

Die Messwerte sind errechnet aus der individuellen kürzesten Latenz der MEP-Ableitung am Thenar nach Magnetstimulation am Vertex abzüglich der kürzesten Zeitdauer des durch Magnetstimulation über dem 7. Halswirbel erzeugten Muskelaktionssummenpotentials am Thenar und repräsentieren so die Überleitungszeit zwischen zentralem Cortex und Wurzelabgang C7.

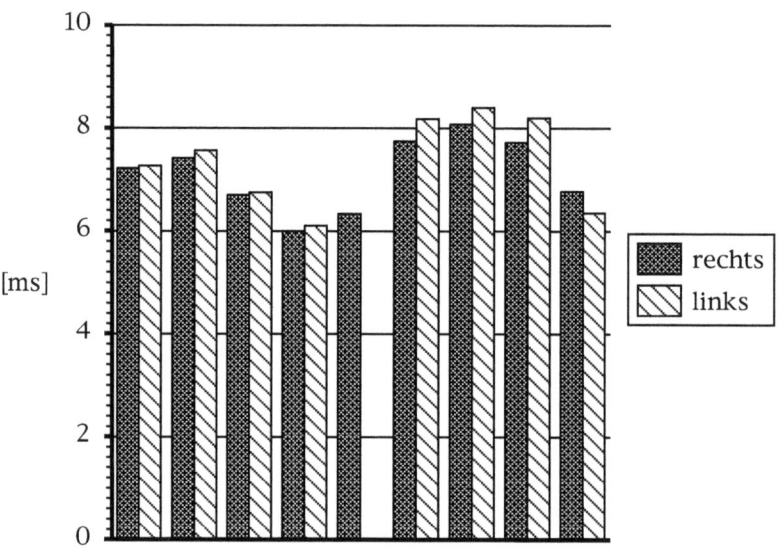

Abb. 42: Einzelmesswerte der Zentralen Überleitungszeit [ms]

Bei 17 verwertbaren Messungen an 9 Probanden wurde so der Mittelwert der zentralen Überleitungszeit mit 7,22 ms ± 1,56 ms bestimmt. Somit sind Überleitungszeiten oberhalb 8,78 ms mit einer Irrtumswahrscheinlichkeit von weniger als 3% als pathologisch anzusehen. Bei 8 Probanden wurde die individuelle Seitendifferenz bestimmt. Sie betrug bei einer Standardabweichung von 0,36 ms im Mittel 0,25 ms und ist angesichts ihrer Streuung und geringen Größe im Vergleich zu den zu Grunde liegenden Messwerten vernachlässigbar.

4.1.3.14 Norm der oberen zentralen Überleitungsgeschwindigkeit

Nach Bestimmung der oberen Zentralen Überleitungszeit CCT bestimmt sich die obere zentrale Überleitungsgeschwindigkeit als Quotient aus Entfernung Vertex - Vertebra prominens und der CCT.

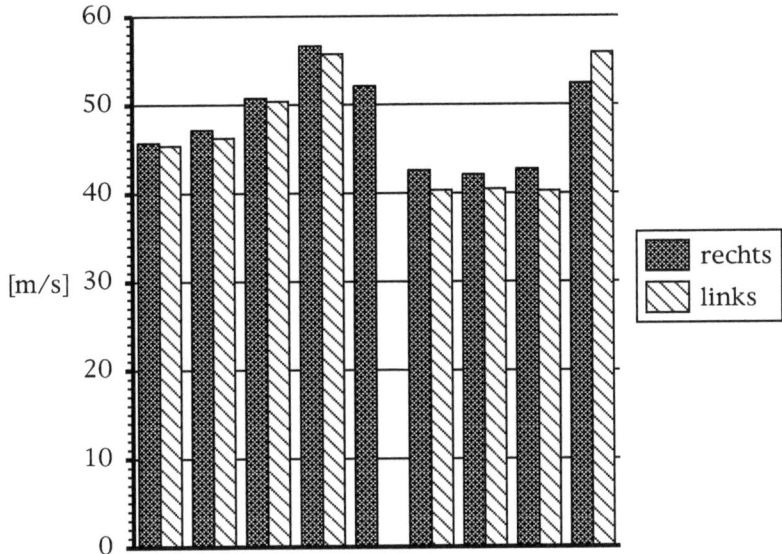

Abb. 43: Einzelmesswerte der zentralen Überleitungsgeschwindigkeit [m/s]

Bei 17 verwertbaren Messungen an 9 Probanden wurde so der Mittelwert der zentralen Überleitungsgeschwindigkeit $ZNLG_{C7}$ mit 47,47 m/s ± 11,47 m/s bestimmt. Eine $ZNLG_{C7}$ von weniger als 36 m/s ist mit einer Irrtumswahrscheinlichkeit von weniger als 3% als pathologisch anzusehen.

Die bei 8 Probanden bestimmte intraindividuelle Seitendifferenz beträgt 1,55 m/s ± 2,23 ms, ist ebenso wie bei der CCT-Einzelbestimmung nicht reproduzierbar und im Vergleich zur Standardabweichung der zu Grunde liegenden Messungen vernachlässigbar.

4.2 Myelopathiepatienten

In der Zeit zwischen 23.10.91 und 05.03.1993 wurden 10 Patienten, die klinische oder radiologische Hinweise auf das Vorliegen einer Schädigung des oberen Motoneurons aufwiesen, unbeschadet davon, ob zusätzlich noch eine Affektion des unteren, "peripheren" Motoneurons vorlag, an der HWS von ventral operiert und prae operationem und post operationem untersucht. Eine fehlende MEP-Nachuntersuchung war ein Ausschlusskriterium (vgl. operative Kontrollgruppe). Die allgemeinen Patientendaten fasst Tabelle 6 im Anhang zusammen, das Lebensalter bezieht sich auf den präoperativen MEP-Untersuchungszeitpunkt, die Beschwerdedauer wurde bezüglich der myelopathischen Beschwerden erfragt.

Auf Grund der geringen Trennschärfe der Normwerte für die MEP-Dauer und der fehlenden Trennschärfe der Normalwert-Amplitudenmessungen verzichte ich auf die Einordnung und weitere Interpretation dieser Messungen bei den Patienten.

Bei diesen Pat. waren durchweg folgende myelopathischen Zeichen als Störung der Funktion des oberen Motoneurons vorhanden:

- Verbreiterung der reflexogenen Areale des Patellarsehnenreflexes

- Störung des Vibrationsempfindens an Fuß und Unterschenkel mit mindestens 6/8

- Störung der Propriozeption mit Gehstörung oder mindestens aufgehobener Harmonie des Einbeinstands und -hüpfens.

Tabellen 6 und 7 (Anhang 7.1) zeigen sowohl markante Patientendaten, als auch die Leitsymptomatiken, die zur neurochirurgischen (Wieder-) Vorstellung führten sowie das Vorhandensein einer Affektion des zweiten Motoneurons mit Arm-/ Handparese.

Die Tabellen 8, 9, 10 und 11 (Anhang 7.1) geben die Einordnung der MEP- Untersuchung bezüglich Latenz und Leitgeschwindigkeit an Hand des Laborstandards wieder. Hierbei wurden um 1 - 2 σ verlängerte Latenzen bzw. um 1 - 2 σ verminderte Nervenleitgeschwindigkeiten als suspekt gewertet. Die Einordnung des Befunds bei nicht evozierbaren Potentialen erfolgte als pathologisch, wenn kontralateral oder bei der Vor- bzw. Nachuntersuchung ein messbares Potential auslösbar war.

Das kernspintomographische Korrelat ist in Tabelle 12 im Anhang 7.1 aufgelistet.

Die postoperativen Befunde fassen die Tabellen 13 bis 16 (Anhang 7.2) zusammen.

Die dann folgenden Tabellen 17 bis 20 (Anhang 7.2) stellen die klinischen, MR-morphologischen und elektrophysiologischen Verläufe zusammen. Dabei wurden die beurteilten und somit in die Kategorien normal, suspekt und pathologisch parametrisierten elektrophysiologischen Messwerte verglichen und eine Änderung von der Nicht-Auslösbarkeit zu einer - wenn auch pathologischen - Auslösbarkeit als Besserung aufgefasst. Ansonsten wurden nur Transitionen zwischen pathologisch (außerhalb 2σ), suspekt (2σ < Messwert < σ) und normal in ihrer Richtung bewertet, alle stationären Zustände als unverändert.

4.2.1 Die Einordnung der Untersuchungen zur Erkrankungsdetektion

4.2.1.1 MRT

Zunächst interessiert die Übereinstimmung des heimlichen Goldstandards, des MRT, mit der Klinik.

Bei 9 Pat. lagen praeoperativ MRT-Untersuchungen vor. Obwohl alle Patienten klinische Zeichen der Myelopathie aufwiesen, zeigte sich nur in 4 von 9 Fällen auch ein pathologisches Marksignal. Dies entspricht einer Sensitivität von 44,4% (vgl. Tabelle 12).

4.2.1.2 MEP: zentrale Überleitungszeit und -geschwindigkeit

Die Bestimmung der zentralen Überleitungszeit und der zentralen Nervenleitgeschwindigkeit ergab bei 6 von 10 Patienten mit zervikaler Myelopathie sicher pathologische Werte, was einer Sensitivität von 60% entspricht. Nimmt man die fehlende Auslösbarkeit der MEP-Antwort als krankheitsverdächtig, steigt die Sensitivität auf 100% (Tabellen 8 und 9).

4.2.1.3 MEP: Thenarlatenz und -geschwindigkeit

Die Bestimmung der Thenarlatenz allein bzw. mit Längenkorrektur (entsprechend der Bestimmung der Nervenleitgeschwindigkeit zwischen Vertex und Thenar) zur Detektion der cervicalen Myelopathie ergibt eine Sensitivität zwischen 40 und 50%.

4.2.1.4 MEP: übrige Modalitäten

Die Quadricepslatenz allein bzw. nach Längenkorrektur weist Sensitivitätswerte je nach Einordnung der nicht bestimmbaren Latenzen als allein gesehen pathologisch zwischen 60 und 90% (Tabellen 8 und 9) auf.

Die Bestimmung der motorischen NLG HWS-Thenar diente zur Berechnung der zentralen Leitgeschwindigkeit und sollte per se keine Detektionsfähigkeit bzgl. myelopathischer Veränderungen haben, entsprechend liegt der rechnerische Sensitivitätswert hier nur bei ca. 10%.

4.2.2 Einordnung der Untersuchungen zur Verlaufsbeurteilung

Geeignet zur Beurteilung des Verlaufs sind nur die Einzeluntersuchungen der verschiedenen Untersuchungsmodalitäten, bei denen bereits die Ausgangsuntersuchungen richtig positiv oder negativ waren.

4.2.2.1 MRT

Bei den 5 Myelopathie-Patienten, bei denen eine kernspintomographische Nachuntersuchung erhältlich war, waren bereits zwei Ausgangsuntersuchungen falsch negativ klassifiziert worden. Bei einer richtigen Verlaufszuordnung und zwei fehlenden Detektionen für eine Verlaufsbesserung kann man in diesem kleinen Kollektiv die Sensitivität der MR-Untersuchung für die richtige Verlaufsbeobachtung mit 33% angeben.

4.2.2.2 MEP: zentrale Überleitungszeit und - geschwindigkeit

Ausgehend von der Annahme, dass eine fehlende Bestimmbarkeit auf Grund fehlender Auslösbarkeit der thenarabgeleiteten MEP als pathologisch einzustufen ist, bestätigen 5 von 10 Untersuchungen den klinischen Verlauf. Ignoriert man die 4 Untersuchungen, bei denen die Zentrale Überleitungszeit auf Grund einseitig fehlender Thenar-MEP-Auslösbarkeit als pathologisch (richtig positiv) eingeordnet worden war (nämlich F.B., L.W., P.S. und T.E.), bestätigen 3 von 6 Untersuchungen die Verlaufseinschätzung. Nach Körperlängenkorrektur der zentralen Überleitungszeit und somit Beurteilung der zentralen Nervenleitgeschwindigkeit bestätigen 4 von 6 Untersuchungen die klinische Verlaufsbeurteilung, wobei der Unterschied nur dann zum Tragen kommt, wenn der Normmessbereich auf Mittelwert und einfache Standardabweichung verkleinert wird, wobei die Irrtumswahrscheinlichkeit entsprechend zunimmt. Zusammenfassend kann die MEP-Untersuchung der zentralen Überleitungszeit den klinischen Verlauf in etwas über 50% (hier: 58%) korrekt detektieren.

4.2.2.3 MEP: Thenarlatenz und -nervenleitgeschwindigkeit

Da schon die primäre Detektionsgenauigkeit grenzwertig ist, ist die Verlaufsgenauigkeit dieser Teiluntersuchungsmodalität ebenso fragwürdig: nur bei drei Pat. (E.G., P.R., S.H.) waren verzögerte Latenzen bzw. bei 4 Pat. (E.G., F.B., P.R., S.H.) verringerte Leitgeschwindigkeiten praeoperativ festzustellen. Bei zwei Pat. (E.G. und S.H.) koinzidieren klinischer Verlauf und Veränderung des MEP-Befunds, bei den beiden anderen liegt keine Übereinstimmung vor. Wertete man die fehlenden MEP-Antworten durchweg als pathologisch, verschlechtert sich sogar die Verlaufsübereinstimmung auf nur 40%.

4.2.2.4 MEP: Übrige Modalitäten

Aufgrund der schlechten Auslösbarkeit der Quadriceps-MEP - nur bei 50% der Pat. waren Latenzen anzugeben - sind die Verlaufsbefunde nur bei 20% der Patienten zu sichern, wobei hier wieder nur die Hälfte der Verläufe korrekt detektiert werden.

Wir erwarten nicht, dass per se die Bestimmung der peripheren Nervenleitgeschwindigkeit von zervikal nach distal zum Thenar geeignet wäre, Aufschlüsse über ein myelopathisches Geschehen zu geben, allenfalls könnte die Nichtauslösbarkeit der durch zervikale Stimulation induzierten Muskelantwort einen entsprechenden klinischen Verdacht flankierend untermauern.

4.3 Operative Kontrollgruppe

Sechs Patienten, die wegen primär radikulopathischer Beschwerden zwischen August 1991 und Februar 1993 cervical operiert wurden, bilden diese Kontrollgruppe. Wie erwähnt, konnten Verlaufsbeobachtungen bei Patient G.E. wegen der ad exitum führenden Grunderkrankung Niereninsuffizienz elektrophysiologisch nicht gesichert werden. Dennoch soll im Rahmen dieser Gruppe das Teilergebnis vorgestellt werden.

In den Tabellen 20 und 21 werden zunächst klinische Charakteristica, dann die MEP-Befunde praeoperativ (Tabellen 22 bis 25) und der MRT-Befund bzgl. des Myelons (Tabelle 26) im Anhang 7.3 dargestellt.

Die postoperativen MEP-Befunde fassen im Anhang 7.4 die folgenden Tabellen 27 bis 30 zusammen, Tabelle 31 stellt den MR-Befundverlauf - sofern vorhanden - sowie den klinischen Verlauf dar: Die nachfolgenden Übersichten (Tabellen 32 bis 34) stellen in Verbindung mit Tabelle 31 die Verlaufsresultate nach durchgeführter Operation dar.

4.3.1 Die Einordnung der Untersuchungen zur Erkrankungsdetektion bei den Patienten der operativen Kontrollgruppe

4.3.1.1 Die zervikale MRT

Die kernspintomographische Untersuchung der Halswirbelsäule hatte in allen Fällen den Befund des Bandscheibenvorfalls ergeben, weswegen sich die Patienten der Operation unterzogen hatten. Intraoperativ konnte der segmentale MR-Befund jeweils bestätigt werden, eine Exploration der möglicherweise discogenen Hydromyelie von Pat. S.A. unterblieb verständlicherweise. Einen besonderen Hinweis auf die Begleiterkrankungen des Pat. G.E. hatte die MRT nicht geben können, wenn man von einer ausgeprägten erosiven

Osteochondrose absieht, die durchaus von der dialysebedingten Heparinisierung bzw. Marcumarisierung herrühren könnte.

4.3.1.2 MEP: zentrale Überleitungszeit und -geschwindigkeit (Tabellen 22 und 23 im Anhang 7.3)

Die Verzögerung der zentralmotorischen Latenz bzw. die Reduktion der zentralen Nervenleitgeschwindigkeit ist nicht mit dem Ausmaß der Radikulopathie oder der betroffenen Segmenthöhen korrelierbar, ebensowenig mit der Erkrankungsdauer. Die - hier metabolisch durch seit 7 Jahren dialysepflichtige Niereninsuffizienz sowie durch Marcumarisierung nach Herzklappenersatz mitunterhaltene - Myelopathie wird allerdings detektiert (Pat. G.E.).

Bei Betrachtung der anderen Patienten liegt die Spezifität der Untersuchung bei 20%.

Als Ausdruck der Radikulopathie finden sich bei Patient G.E. in der Ableitung am linken Thenar nach zervikaler Stimulation nur amplitudengeminderte und "geknotete" Potentiale, die von der Filterkurve nur schwer zu trennen sind. Die Kurven nach zentraler Stimulation sind links normal ausgeprägt. Bei Stimulation der klinisch stärker betroffenen rechten Seite sind weder bei zentraler, noch bei zervikaler Stimulation einwandfreie Potentialantworten erhältlich, weswegen die zentrale Überleitungszeit und Nervenleitgeschwindigkeit nicht bestimmt werden kann. Hier ist die fehlende Reizantwort mit Sicherheit Ausdruck der metabolischen Myelopathie.

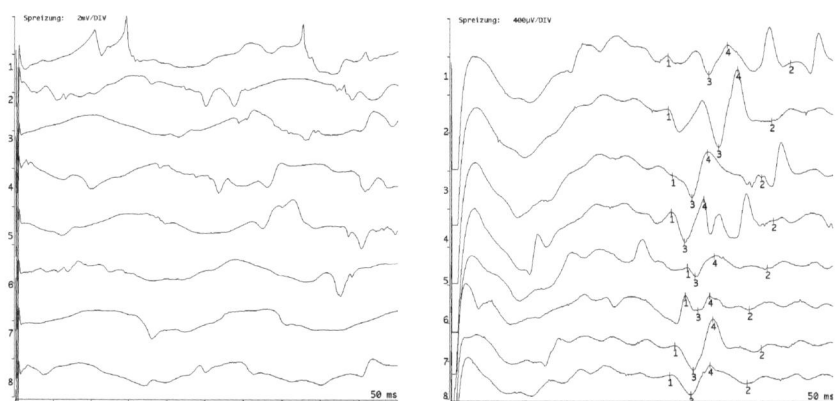

Abb. 44/45: Pat. G.E. - Ableitung re. und li. Thenar bei zentraler Magnetstimulation

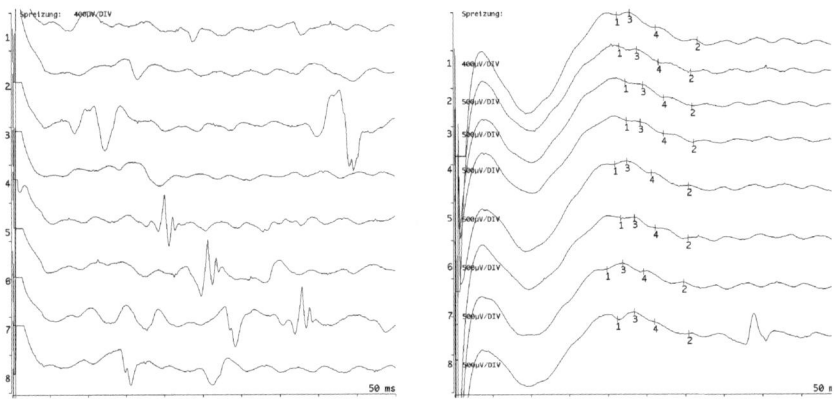

Abb. 46/47: Pat. G.E. - Ableitung re. und li. Thenar bei zervikaler Magnetstimulation

4.3.1.3 MEP: Thenarlatenz und -nervenleitgeschwindigkeit
Da Radikulopathien unterschiedlichen Ausmaßes im Zusammenhang mit den operationswürdigen Befunden vorlagen, interessiert, inwieweit sich diese primär auf die Nervenleitgeschwindigkeit auswirkten: Von den sechs Patienten war nur bei dem Pat., der auch (metabolisch-) myelopathische Zeichen bot, eine sichere Latenzverzögerung nachweisbar. Auf Grund der Mischinnervation der Thenarmuskulatur aus den cervicalen Wurzeln C6 und C7 wären natürlich C8-Affektionen aus funktionell-anatomischen Gründen nicht detektierbar gewesen, weswegen Patienten mit Bandscheibenvorfällen HW7/BW1 nicht in diese Kontrollgruppe aufgenommen wurden. Die Körperlängenkorrektur führt bei 2 von 3 Patienten zu suspekten (σ < Messwert <2σ) Befunden, deren Hauptbefund in Segmenthöhe HW5/HW6 liegt.

4.3.1.4 MEP: übrige Modalitäten
Die gemessenen Latenzen für die Nervenleitung zwischen unterer Halswirbelsäule und Daumenballen lassen keinen Rückschluss auf das Vorliegen einer radikulären Reizung bzw. Schädigung zu. Die Sensitivität der Untersuchung liegt nur dann bei 50%, wenn die Nichtauslösbarkeit eines CMAP nach zervikaler Magnetstimulation als pathologisch angesehen würde.

Die Quadricepslatenzen geben erwartungsgemäß keinen Hinweis auf das Vorliegen einer Radikulopathie, ebensowenig die Nervenleitgeschwindigkeiten vom Motorcortex zum Oberschenkel, die Kurven von Pat. G.E. spiegeln aber davon unabhängig auch hier das Vorhandensein einer metabolischen globalen Neuropathie wider:

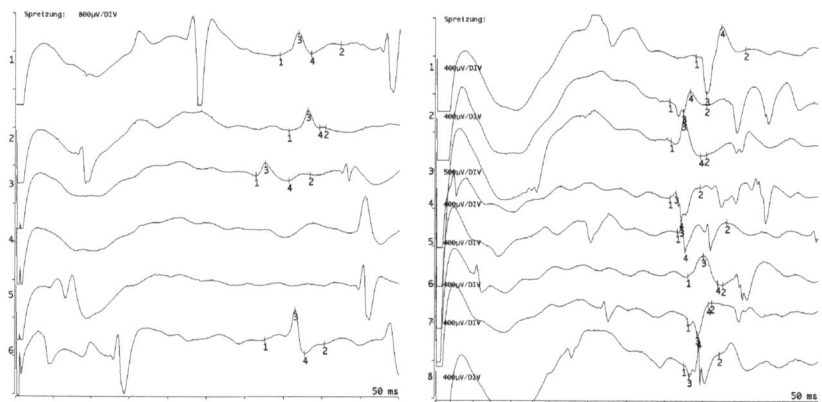

Abb. 48/49: Pat. G.E. - Ableitung re. und li. M. quadriceps femoris be zentraler Magnetstimulation

4.3.2 Einordnung der Untersuchungen zur Verlaufsbeurteilung
4.3.2.1 MRT

Die zwei verwertbaren postoperativen MR-Kontrollresultate (Tabelle 31 im Anhang 7.4, Pat. S.A. und S.G.) stehen nicht im Widerspruch zur klinischen Verlaufseinschätzung. Sie wurden zwar beide wegen weiter bestehender Beschwerden durchgeführt, auf Grund der MRT-Bildgebung sowie der klinisch-neurologischen Befunde erfolgte jedoch keine Indikationsstellung zur Revisionsoperation.

4.3.2.2 MEP

Da die Aussagekraft des gewählten elektrophysiologischen Untersuchungsdesigns für die Detektion einer Radikulopathie in unterschiedlichen Höhen nicht ausreichend ist, sind für die Verlaufsbeurteilungen durch die MEP-Untersuchungen keine aussagekräftigen Resultate zu erwarten. Tabellen 32 und 33 bestätigen dies in Verbindung mit Tabelle 31: Es finden sich bezüglich der Detektion einer klinischen Verschlechterung für die Modalität CCT Spezifitäten von 50% bei Sensitivitäten von 0%, für die Modalitäten Quadriceps-MEP 0%/100% und Thenar-MEP 0%/50%.

Als positive Ausnahme muss die Korrelation von Paresenumfang der oberen Extremität und die MEP-Untersuchung der peripheren Latenz bzw. Nervenleitgeschwindigkeit im Verlauf gelten: Hier ist in 4 von 5 Fällen eine gute Übereinstimmung zu verzeichnen (Tabelle 34, Anhang 7.4).

4.4 Konservativ behandelte Kontrollgruppe

Vier Patienten bilden die nicht-operative Kontrollgruppe, da bei ihnen auf Grund der Symptomatologie keine Indikation zur zervikalen Fusionsoperation bestand, obwohl MR-morphologisch durchaus deutliche Veränderungen entweder mit einem erweiterten Zentralkanal und Ausbildung einer Höhlung (Pat. K.K., S.F., St.F.) im Sinne einer Syrinx oder Hydromyelie, oder eine ausgeprägte Retrospondylose HW 5/6 und HW 6/7 (Pat. W.H.) bestanden. Alle zu Grunde liegenden MRT waren allein auf Grund von klinischen und elektrophysiologischen Befunden veranlasst, nicht etwa im Zusammenhang mit einer Traumaabklärung erhoben worden. Davon unabhängig lag bei Patient W.H. ein operationsbedürftiges thorakales Meningiom BW 8/9 vor, er zeigte klinisch ebenfalls eine auffällig gestörte Funktion der langen Bahnen bezüglich der unteren Extremität bei ungestörter Feinmotorik der Hände. Hier soll geklärt werden, ob die angewandten elektrophysiologischen Untersuchungen zervikale Myelopathien von solchen nicht-zervikalen Ursprungs differenzieren können und ob dann die Verlaufsbeurteilung möglich ist.

4.4.1 Die Einordnung der Untersuchungen zur Erkrankungsdetektion

4.4.1.1 MRT - der "goldene" Standard

Neurochirurgische Entscheidungen bei Syrinx- und Spinaltumor-Patienten sind zwar überwiegend MR-basiert, da sich das MRT als "gold standard" für Syrinx-Abklärung und die Darstellung intraduraler Tumore etabliert hat. Die Entscheidung zur Operation bzw. Nicht-Operation basiert zusätzlich aber auf klinischen Befunden im Verlauf.

Nur bei einem von vier Patienten führte in dieser Gruppe ein pathologisch verändertes thorakales Marksignal zur entsprechenden Operation.

4.4.1.2 MEP: zentrale Überleitungszeit und -geschwindigkeit (Tabellen 38 und 39)

Die kurzstreckige Syringomyelie von Patientin K.K. wird nicht erkannt. Die Sensitivität der Untersuchung in dieser Gruppe liegt somit bei 66%. Die Spezifität der Untersuchung bei einem richtig negativ erfassten Befund liegt bei 100%.

Dass beim Parametrisieren der Befunde Informationen unterdrückt werden können, beweisen die folgenden Ableitungskurven in Abbildungen 50 bis 63:

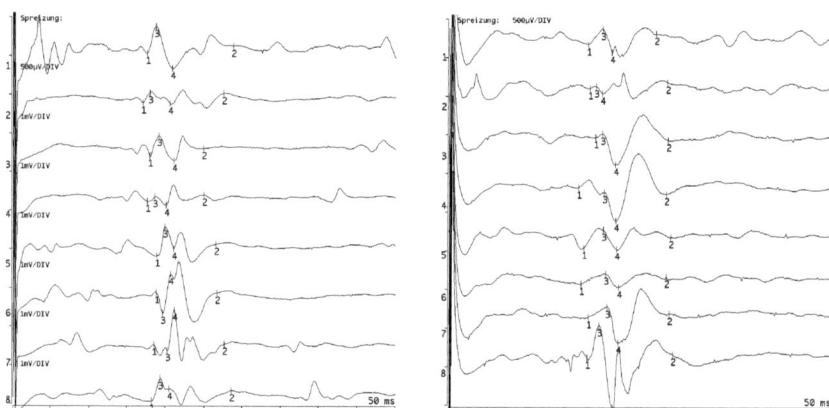

Abb. 50/51: Pat. K.K. - Ableitung re. und li. Thenar bei zentraler Magnetstimulation

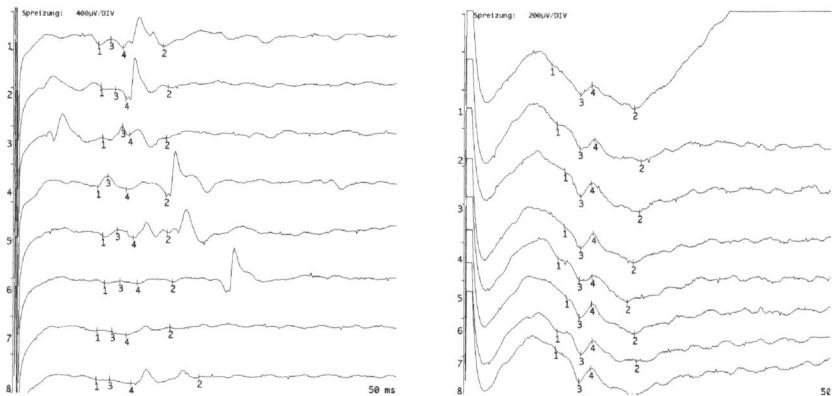

Abb. 52/53: Pat. K.K. - Ableitung re. und li. Thenar bei peripherer Magnetstimulation

Beurteilung: Die MEP Potentiale nach peripherer Magnetstimulation sind latenzgerecht, auffällig ist jedoch die beidseits niedrigamplitudige Ausprägung, letzteres geht in der parametrisierten Auswertung unter.

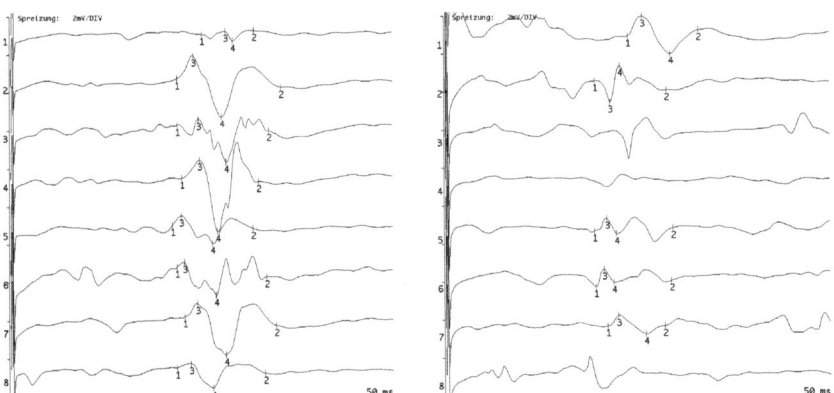

Abb. 54/55: Pat. S.F. - Ableitung re. und li. Thenar bei zentraler Magnetstimulation

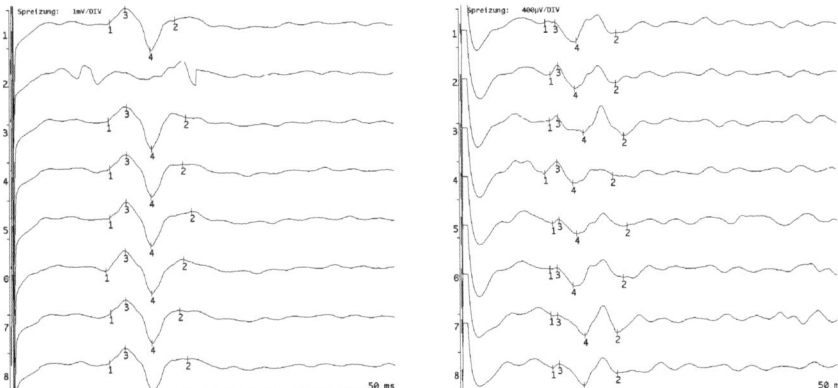

Abb. 56/57: Pat. S.F. - Ableitung re. und li. Thenar bei peripherer Magnetstimulation

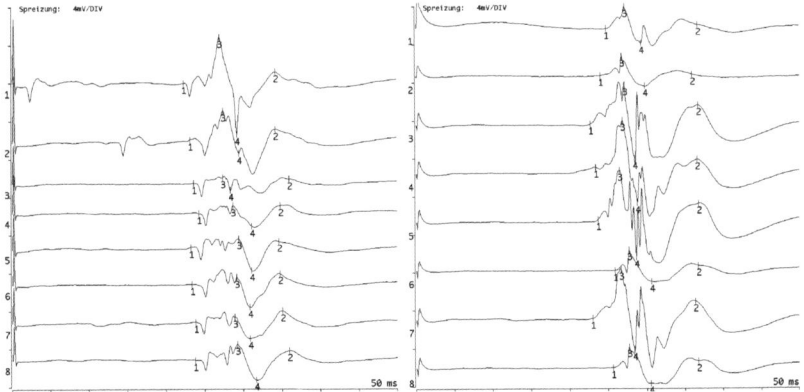

Abb. 58/59: Pat. St.A. - Ableitung re. und li. Thenar bei zentraler Magnetstimulation

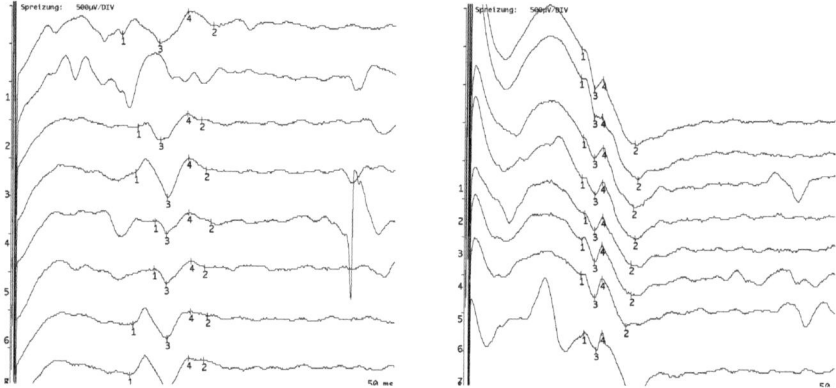

Abb. 60/61: Pat. St.A. - Ableitung re. und li. Thenar bei peripherer Magnetstimulation

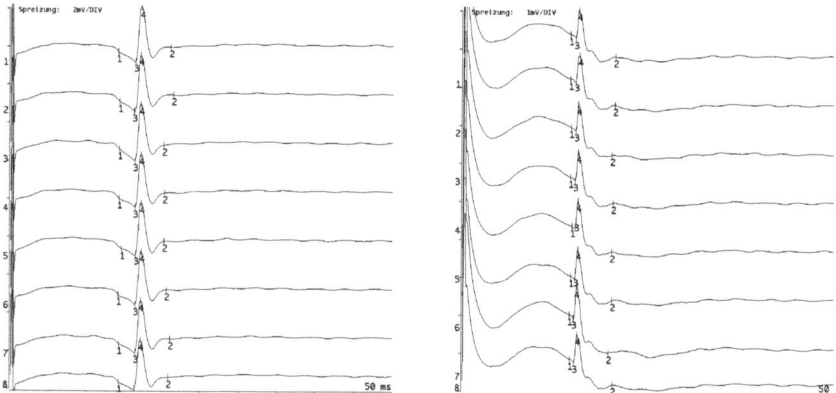

Abb. 62/63: Pat. W.H. - Ableitung re. und li. Thenar bei peripherer Magnetstimulation

4.4.1.3 MEP: übrige Modalitäten

Sowohl die zentral als auch die peripher evozierten Thenarpotentiale und -nervenleitgeschwindigkeiten sind normal und detektieren damit die klinischen Gegebenheiten korrekt, die jedoch in dieser Gruppe nicht mit den morphologischen Gegebenheiten konform gehen.

Das Quadriceps-MEP zeigte bei allen Patienten Auffälligkeiten, die Sensitivität ist nicht anzugeben, die Untersuchung war nicht spezifisch.

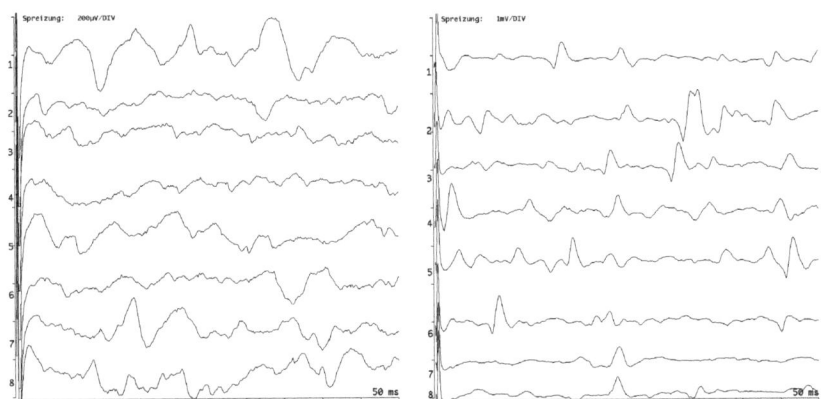

Abb 64/65: Pat. K.K. - Ableitung re. und li. Quadriceps femoris bei zentraler Magnetstimulation (nicht verwertbar bzw. bds. fehlend)

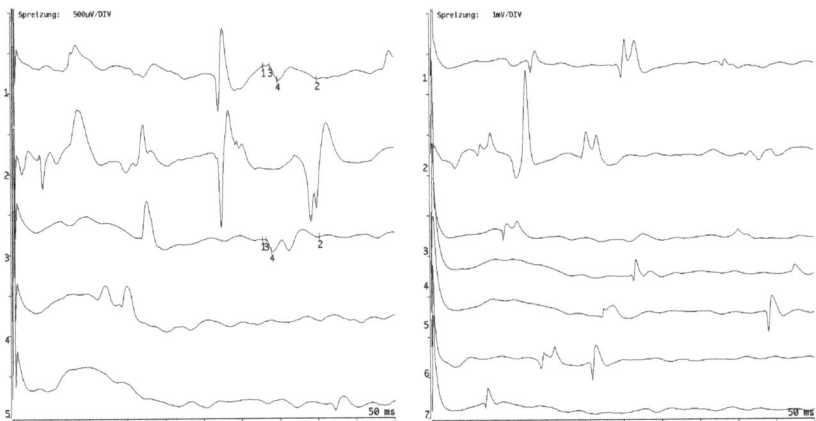

Abb. 66/67: Pat. S.F. - Ableitung re. und li. Quadriceps femoris bei zentraler Magnetstimulation (weder rechts noch links verwertbar)

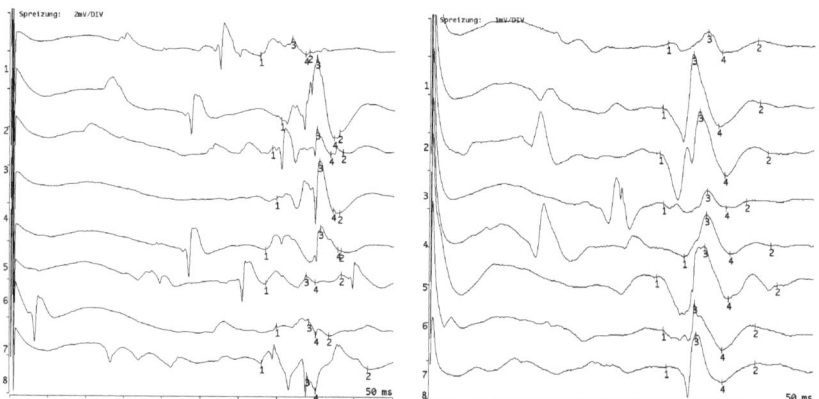

Abb. 68/69: Pat. St.A. - Ableitung re. und li. Quadriceps femoris bei zentraler Magnetstimulation

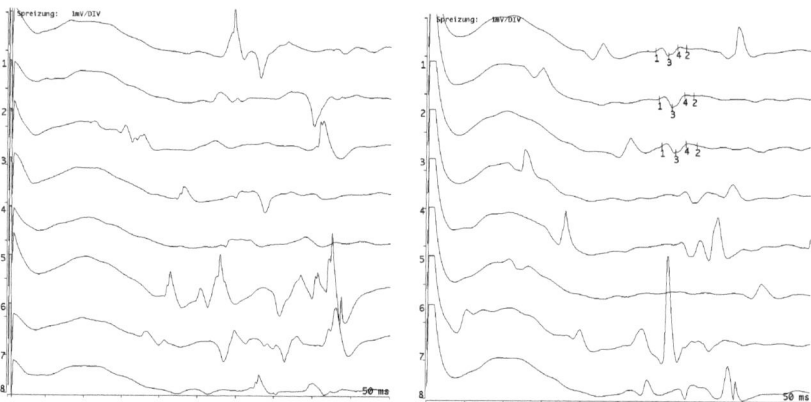

Abb. 70/71: Pat. W.H. - Ableitung re. und li. Quadriceps femoris bei zentraler Magnetstimulation (rechts nicht verwertbar/fehlend)

4.4.2 Einordnung der Untersuchungen zur Verlaufsbeurteilung
4.4.2.1 MRT (Tabelle 46 im Anhang 7.6)
Eine klinische Verschlechterung konnte ebensowenig an Hand der Ausdehnungsveränderung des pathologischen Marksignals erkannt werden, wie eine Besserung. Allerdings bewog die fehlende MRT-Veränderung bei Patientin S.F. uns, trotz klinischer Verschlechterung nicht auf einen operativen Eingriff zu drängen.
4.4.2.2 MEP: zentrale Überleitungszeit und -geschwindigkeit
Die Ergebnisse der MEP-Untersuchung im Verlauf stimmen weitgehend mit den MR-Befunden, nicht jedoch mit den klinischen Befunden überein.

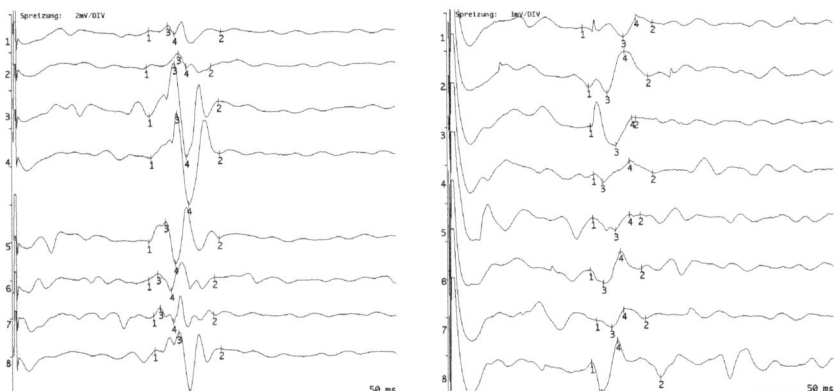

Abb 72/73: Pat. K.K. - Kontrolle re. und li. Thenar bei zentraler Magnetstimulation

Die Thenar-MEP sind bei gleicher Latenz rechts nun besser als links ausgeprägt.

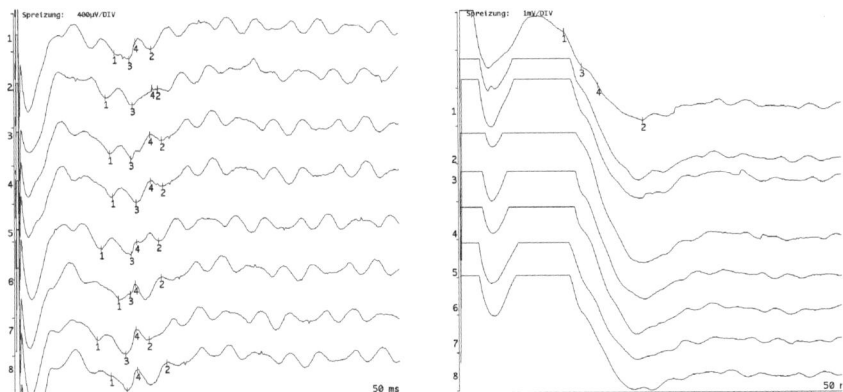

Abb. 74/75: Pat. K.K.: Kontrolle re. und li. Thenar bei peripherer Magnetstimulation

Die periphere Stimulation ergibt bei Patientin K.K. nur noch stark überlagerte Kurven, links kaum noch differenzierbar.

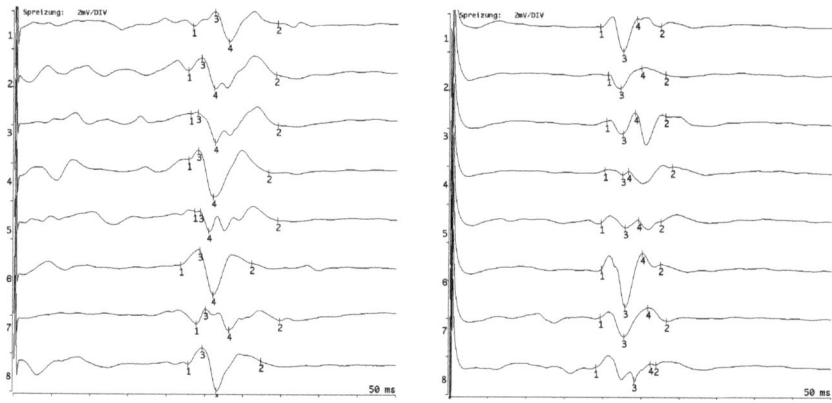

Abb. 76/77: Pat. S.F. - Kontrolle re. und li. Thenar bei zentraler Magnetstimulation

Latenzen, Amplituden und übrige Ausprägung sind nahezu identisch.

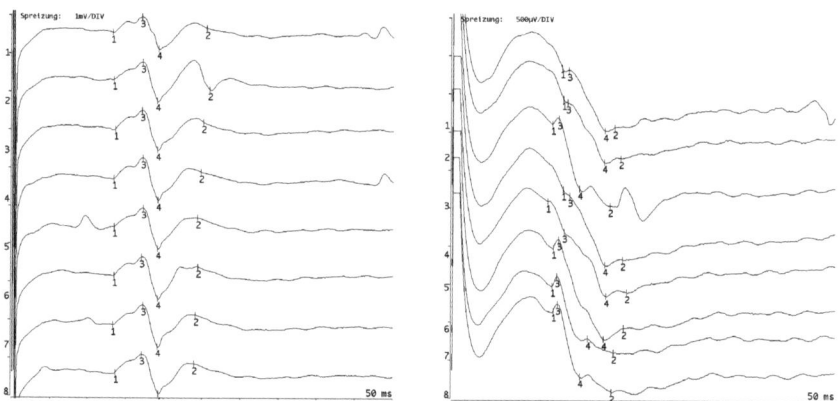

Abb. 78/79: .Pat. S.F. - Kontrolle re. und li. Thenar bei peripherer Magnetstimulation

Die mangelnde Ausprägung der linksseitigen peripheren Thenar-MEP mag mit einer zusätzlichen radikulopathischen Komponente zusammenhängen, die der Verschlechterung des klinischen Befunds zu Grunde liegt. Da die Latenz unverändert blieb, hatte dies auf die Berechnung der zentralmotorischen Überleitungszeit keinen Einfluss.

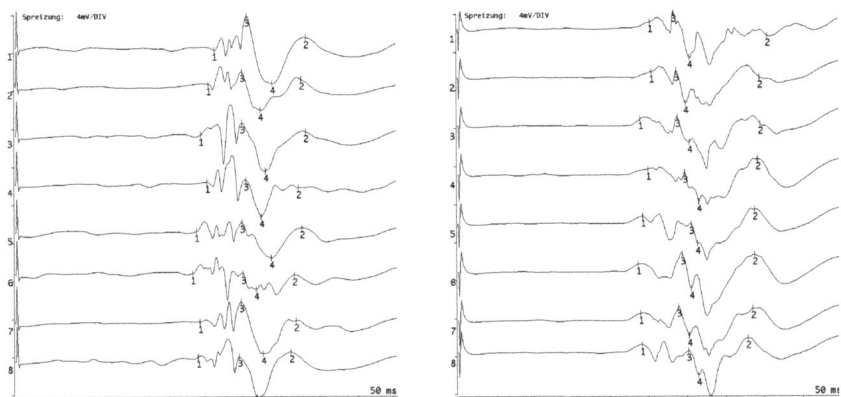

Abb. 90/91: Pat. St.A.: Kontrolle re. und li. Thenar bei zentraler Magnetstimulation

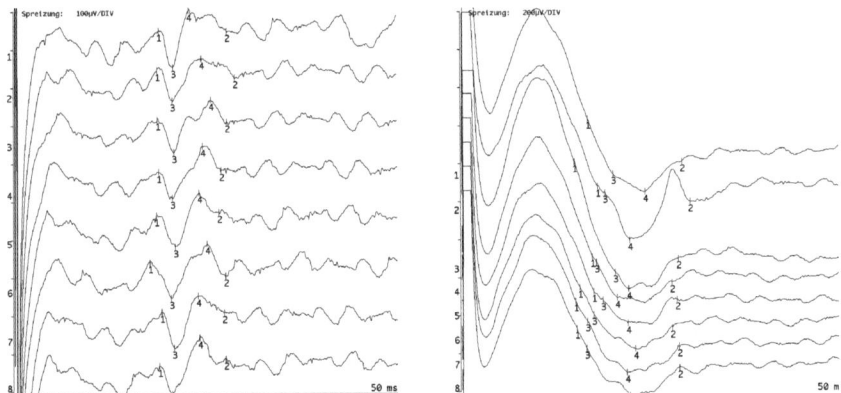

Abb. 92/93: Pat. St.A.: Kontrolle re. und li. Thenar bei peripherer Magnetstimulation

Bei Pat. St.A. war klinisch keine Veränderung erkennbar, ebensowenig an den MEP (Untersuchungsdifferenz 141 Tage)

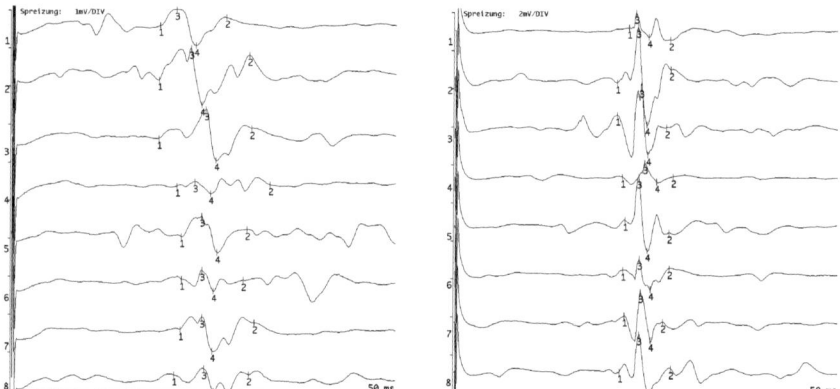

Abb. 94/95: Pat. W.H. - Kontrolle re. und li. Thenar bei zentraler Magnetstimulation

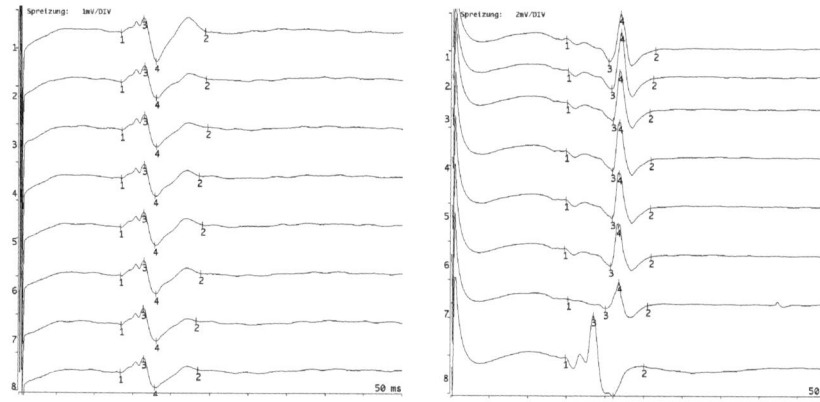

Abb. 96/97: Pat. W.H. - Kontrolle re. und li. Thenar bei peripherer Magnetstimulation

Bei Patient W.H. gute Reproduzierbarkeit der durch die vorliegenden zervikalen Retrospondylosen ohne Markreaktion nicht veränderten MEP (Untersuchungsintervall 122 Tage).

4.4.2.3 MEP: Thenarlatenz und -nervenleitgeschwindigkeit

Die klinische Verschlechterung von Patientin S.F. wird nicht detektiert, ansonsten findet sich eine gute Korrelation zwischen klinischem Verlauf, Halsmarkveränderung im zeitlichen Verlauf und den Thenar-MEP. Die Sensitivität liegt somit bei 3/4 bzw. 75%.

4.4.2.4 MEP: übrige Modalitäten

Das häufige Fehlen einer MEP-Antwort in der Quadriceps-femoris-Ableitung erschwert die Verlaufsbeurteilung erheblich, besonders dann, wenn beurteilt werden muss, ob das Fehlen bei primär suspektem Befund einer Verschlechterung zugeordnet werden muss.

Bei fehlender Spezifität in der Erkrankungsdetektion ist diese Modalität ohnehin nicht zur Verlaufsbeurteilung per se prädestiniert, der postoperative Zustand bei Patientin W.H. wird qualitativ richtig erfasst, ist jedoch bei fehlender Potentialantwort nicht im Verlauf quantifizierbar.

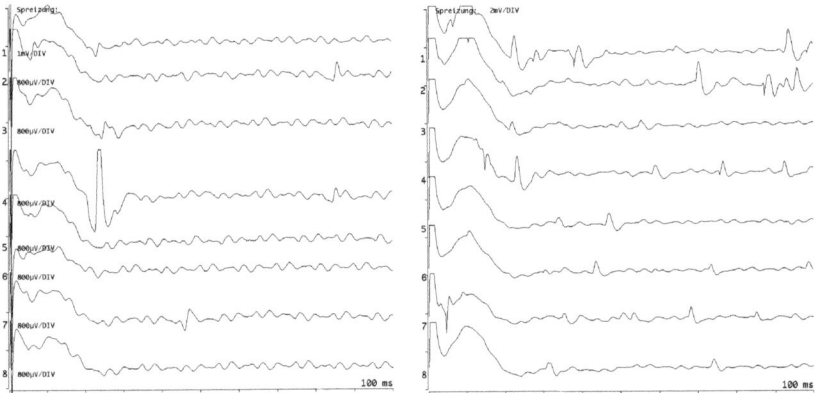

Abb. 98/99: Pat. K.K. - Kontrolle re. und li. Quadriceps femoris bei zetraler Magnetstimulation (nicht verwertbar bzw. bds. fehlend)

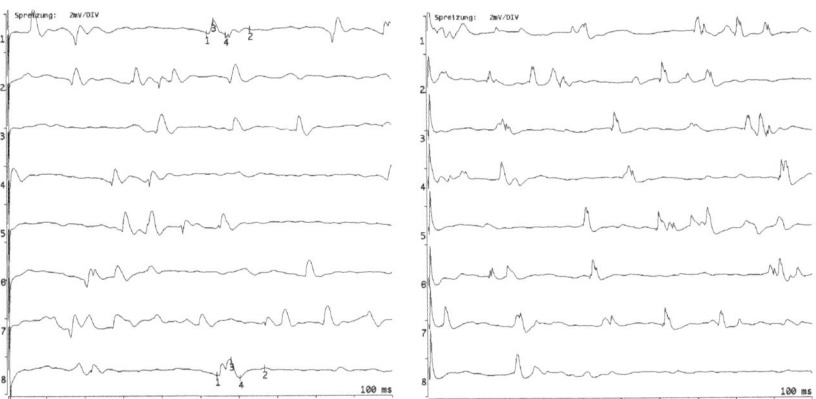

Abb 100/101: Pat. S.F.: Kontrolle re. und li. Quadriceps femoris bei zentraler Magnetstimulation (weder rechts noch links verwertbar)

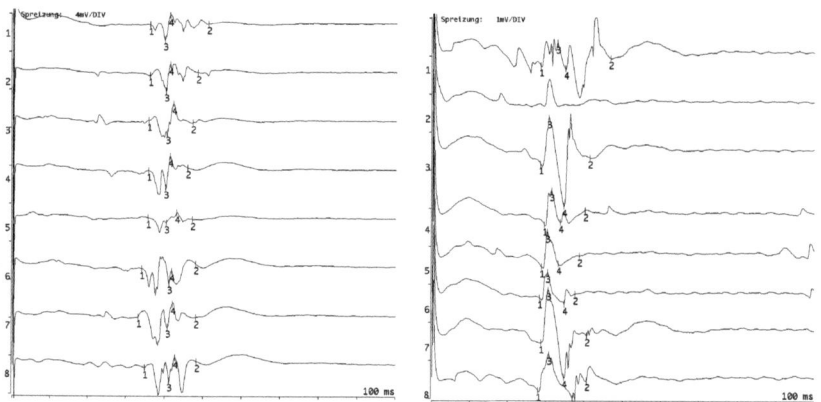

Abb. 102/103: Pat. St.A. - Kontrolle re. und li. Quadriceps femoris be zentraler Magnetstimulation

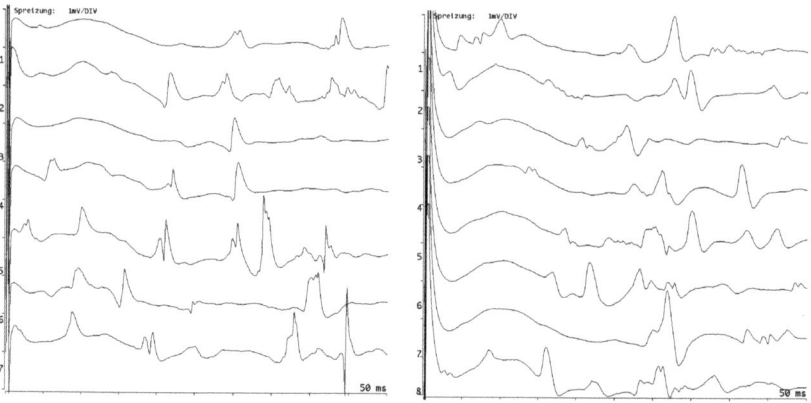

Abb 104/105: Pat. W.H. - Kontrolle re. und li. Quadriceps femoris bei zentraler Magnetstimulation (beidseits nicht verwertbar/fehlend)

Die Einschätzung an Hand der guten Auslösbarkeit der Quadriceps-MEP von Patient St. A., daß es zu einer (spontanen) Besserung gekommen sei, ist als falsch negativer Befund zu klassifizieren. Die Sensitivität der Einzelmethodik liegt dann bei 3/4 bzw. 75%.

Wie schon an anderer Stelle dargelegt, diente die Bestimmung der peripheren Thenar-MEP der Errechnung der zentralen Überleitungszeit. Aus physiologisch-anatomischen Gründen ist eine Myelopathiedetektion mit dieser Modalität allein nicht zu erwarten.

4.5 Die Zuverlässigkeit des MEP in der Myelopathiedetektion

In der Zusammenschau von allen in der Arbeit erfassten und nachuntersuchten Patienten (n=19) beträgt die Sensitivität der mittels MEP bestimmten zentralen Überleitungszeit bei klinisch eindeutiger Myelopathie 100%. Die Spezifität bei gleichen Randbedingungen beträgt aber nur 33%. Dies ist Ausdruck der mangelnden Trennschärfe der Untersuchung. Noch eklatanter sind die Probleme bei der Latenzbestimmung für MEP im M. quadriceps femoris: Die Sensitivität der Untersuchung liegt bei 91%, die Spezifität bei 0%. Letzteres bedeutet aber nicht, daß die Untersuchung an sich wertlos wäre, insbesondere bei Prozessen im Thorakalmark hat sie ihre Bedeutung.

4.6 MEP im Erkrankungsverlauf der zervikalen Myelopathie

Ein weiterer wesentlicher Gesichtspunkt ist die MEP-Trennschärfe in der Verlaufsbeurteilung der Myelopathien unter Verwendung der der Berechnung der Zentralen Nervenleitgeschwindigkeit zu Grunde gelegten MEP-Modalitäten. In der Gesamtgruppe der Patienten mit zervikaler Myelopathie (n=13; Myelopathie-Patienten und nichtoperative Kontrollpatienten ohne Pat. W.H.) betrug die Sensitivität der Detektion der klinischen Verbesserung 67%, die Spezifität betrug 57 %.

Legt man zur Besserungsdetektion allein die MEP aus dem M. quadriceps femoris zu Grunde, sind die Ergebnisse bei einer Sensitivität von nur 13% und einer Spezifität von 80% nicht wegweisend.

5. Diskussion

"Brain stimulation is not very good at localization in space, but it is very good at localization in time, which other modern techniques are not." (Pat Merton zitiert in [60], S.1)

Nachdem das Neuromonitoring des sensiblen Bahnensystems am spinal gefährdeten oder erkrankten Patienten mittels SSEP - am Hirnstamm auch durch FAEP - weithin durchgeführt wird, aber Patienten mit ventral des Rückenmarks gelegenen Raumforderungen hiervon nur gering profitieren, versprach das Messen der motorischen Nervenleitungsgeschwindigkeit orthodrom durch MEP, eine wesentliche Bereicherung auch in der Hand des ventral spinal tätigen Neurochirurgen zu sein. Um die Vorzüge der Methodik abschätzen zu können, wurde auf die Untersuchungskombination mit anderen elektrophysiologischen Methodiken in der vorliegenden Arbeit verzichtet, um die Ausrüstung für einen möglichen Standortwechsel in den Operationssaal mobil genug zu halten und möglichst praktikable Messungen zu ermöglichen. Auch sollten die Durchführung so standardisiert und die verwendeten Messapparaturen soweit eingegrenzt sein, dass die Untersuchung auch für einen nicht in Vollzeit elektrophysiologisch Tätigen handhabbar bleibt.

Eine weitere Vorgabe war die mögliche Austauschbarkeit der Stimulationseinheit, um in einem zweiten Schritt, über den ich nicht berichte, die intraoperative Patientenüberwachung mittels MEP-Neuromonitorings zu ermöglichen, über die Zentner bereits berichtet hat [84].

Während andere Arbeitsgruppen differente elektrophysiologische Techniken kombiniert einsetzen, war es ein Ziel, eine innovative Technik in einem für die klassische Elektrophysiologie schwierigen Terrain allein einzusetzen und zu evaluieren. Hier galt es zunächst, die Zuverlässigkeit des verwendeten Geräts im Rahmen der Normwerterstellung zu prüfen und dann die aussagekräftigen Modalitäten der MEP-Untersuchung für Erkrankungsdetektion und Verlaufsbeurteilung zu bestimmen.

5.1 Methodik

5.1.1 Apparateausstattung

Die Trennung der Auswertungs- und Darstellungseinheit von der Stimulationseinheit ist allgemein üblich. Unterschiedliche Stimulationseinheiten mit unterschiedlichen Spulenformen und Induktionscharakteristica sind die Regel. Die von uns gewählte Einheit des Digitimer D 190 war die erste am Markt, die wegen einer niedrigeren Spitzenspannung durchweg handelsübliche elektronische Bauelemente einsetzte und deshalb relativ preisgünstig war. Die benutzte

Spule mit 14 cm Außendurchmesser liegt in ihrer Größe bei den heute gebräuchlichen gleichen Außendurchmesser (z. B. Magstim 200) und der 10 cm großen der Erstentwickler Barker, Jalinous und Freeston. Diese Geräte wurden dann von der englischen Fa. Novametrix bzw. Magstim Company in Weiterentwicklung gefertigt (Jalinous in Burgess 1991 [17]), welche dann auch Spulen in der Bauform einer Acht als Doppelspule anbot, die auf Grund ihrer höheren Windungszahl eine etwas konzentriertere und für die Auslösung von MEP der oberen Extremitäten verbesserte Stimulationseigenschaft besitzt, dabei einen biphasischen Strom induziert (Cohen et al. 1991 [22], Weyh / Schreivogel 1992 [82]). Die von uns verwendete Ringspule hat sich als Universalspule zur corticalen und zervikalen Reizung etabliert -lumbale Reizungen werden nach wie vor eher mit Stromstimulatoren durchgeführt - , ein Wechsel der Spulengeometrie während einer Untersuchung wäre zeitaufwendiger, als die differenzierte Suche nach der optimalen Stimulationsposition.

Das EMG-Gerät Neuropack four der Fa. Nihon Kohden ist ein gut bewegliches alltagstaugliches Gerät, das in elektrophysiologischen Laboren sowohl in der 2-Kanal-Version, wie auch in unserer 4-Kanal-Version Verwendung findet. Das Betriebssystem ist EPROM-basiert und somit nur im Austausch der Chips zu aktualisieren, dies garantiert aber ein Höchstmaß an Betriebssicherheit. Allerdings ist das Fehlen einer eingebaute Festplatte in der verwendeten Version als jederzeit verfügbarer Massenspeicher hinderlich, insbesondere da sich die Floppy-Disketten-Technologie am Ende ihrer Entwicklung befindet.

Die beiden zentralen Geräte harmonierten in der beschriebenen Konfiguration mit dem Magnetstimulator als Initiator und dem EMG-Gerät im Betriebsmodus der externen Triggerung sehr zuverlässig.

5.1.2 Benutzte Hilfsmittel

Wir benutzten konzentrische Stahlnadelelektroden zur Ableitung der Muskelaktionspotentiale. Als Neutralelektrode diente ein angefeuchtetes ringförmiges Kupfergeflecht, das am Unterarm angelegt worden war. Wir führten nach jeder neuen Nadelplazierung eine Impedanzprüfung durch und korrigierten die Nadellage gegebenenfalls, sodass von einer korrekten intramuskulären Lage der Elektrode auszugehen war. Da eine weitgehende Methodengleichheit zur weiteren intraoperativen Untersuchung angestrebt wurde, verzichteten wir auf Oberflächenklebeelektroden, auch wenn diese von Probanden und Patienten angenehmer empfunden werden.

Oberflächentemperaturmessungen stellten sicher, dass keine Latenzverlängerung der peripher evozierten Potentiale durch Unterkühlung der Peripherie auftritt, Körpertemperatur- und Blutdruckmessungen sollten pathologische Zustände des zentralen Kompartiments ausschließen.

5.1.3 Untersuchungsgang

Da durch entsprechende klinische und apparative Untersuchungen der myelopathische Läsionsort als bekannt vorausgesetzt werden konnte, war es nicht beabsichtigt, durch differenzierte MEP-Ableitungen die Lokalisation oder Ausdehnung der Läsion zu bestimmen, wiewohl dies durchaus möglich ist (Di Lazzaro et al.1992 [27]). Es sollte vielmehr die - verglichen mit der thorakalen doch sehr viel häufigere - zervikale Myelopathie sicher detektiert und hinsichtlich ihrer Verlaufsdynamik quantifiziert werden. Dass gerade hier ein erheblicher Wissensbedarf vorliegt, beruht auf der relativen Ungenauigkeit konkurrierender mit evozierten Potentialen in Summations- und Mittelwerttechnik arbeitender elektrophysiologischer Verfahren (Csécsei et al. 1988 [23]). Die Begründung zur Selbstbescheidung auf die gewählten Messparameter Latenz/NLG Cortex-Thenar, HWS-Thenar und Cortex-M. quadriceps femoris ergibt sich aus den Zielen:

- optimierte Handhabbarkeit mit nur notwendigen und auf das Untersuchungsziel hin fokussierten Untersuchungen und

- ausreichende Kontrolle, keine tiefer gelegene Myelopathie zu übersehen

Da die MEP-Untersuchung keine screening-Funktion hat, sondern eine mindestens in Ansätzen gesicherte Pathologie im zervikalen Spinalkanal monitoren sollte, ist die Spezifität der Erkrankungsdetektion eher nachrangig, vorrangig ist für den o. a. Zweck die Sensitivität der Untersuchung.

Die Definition von Claus 1993 [20], S. 306, für die zentrale motorische Leitungszeit als "zu einem beliebigen Zielmuskel gemessene Latenzdifferenz nach transkranieller Stimulation und transkutaner Erregung motorischer Vorderwurzeln" lässt natürlich auch andere als die von uns verwendeten Zielmuskeln zu, die Abhängigkeit des M. adductor digiti minimi von einer ungestörten Nervenleitung des N. ulnaris im Sulcus N. ulnaris, die transient doch relativ häufig gestört ist, ließ uns den Nachteil der nervalen Mischinnervation des Thenarmuskels in Kauf nehmen.

5.1.4 Sicherheitsaspekte

Die Invasivität der Untersuchung - hier direkt die Plazierung der Nadelelektroden in Thenar und M. quadriceps femoris - ist gering.

Lediglich Koagulopathien und Infektionen sind letztlich zu bedenken. Die Schädigungsgefahr des Gehirns durch die Stromreizinduktion in den Cortex ist ebenfalls gering, auch wenn die Einschätzungen bzgl. der Epileptogenität der Untersuchung durchaus differieren (Hufnagel et al. 1990 [40] und Liepert und Tegenthoff 1992 [51] bzgl. Pat. mit Epilepsieanamnese vs. Meyer 1992 [60], S. 66). Bei Herz- und Nervenschrittmacherträgern sowie bei hörgeräteversorgten Patienten ist ein Funktionsverlust durch Überströme in den den elektronischen Schaltungen zu Grunde liegenden FET zu befürchten. Bei mit magnetisierbaren Materialien voroperierten Patienten ist Vorsicht geboten, da hier thermische Effekte zu beachten sind (Roth et al. 1992 [70]). Falls Muskelkontraktionen im Bereich von Frakturen ausgelöst werden können, muss ggf. ebenfalls auf die Untersuchung verzichtet werden (Meyer 1992 [60], S. 64).

Im Rahmen einer Operationsvorbereitung für ventrale Eingriffe an der Halswirbelsäule wird ein breiteres Spektrum vorhandener Nebenerkrankungen und -bedingungen aufgedeckt. Auch wenn die Patienten mit zervikaler Myelopathie auf degenerativer Grundlage in der Altersstruktur eher mehrfache Erkrankungsmerkmale aufweisen, sind sie doch so gut untersucht, dass nichts unbekannt oder unterdrückt bleibt, was eine Gefährdung durch die transcranielle oder periphere Magnetstimulation begründen kann. Auch wenn speziell für die Stimulation von Rückenmarksgewebe keine Untersuchungen über die Unbedenklichkeit vorliegen, stellt die Methode in Analogie zur Hirnreizung bei der peripheren Anwendung sicher keine Quelle für eine Verschlechterung einer Myelopathie dar.

5.2 Normwerte im Vergleich

Ausgewählt wurden Arbeiten, bei denen vergleichbare Untersuchungsbedingungen herrschten, d.h. dass die Bestimmung der zentralmotorischen Überleitungszeit durch Subtraktion der magnetisch-peripher evozierten MEP-Latenz von der magnetisch cortical evozierten berechnet wurde, wiewohl die Berechnungsmethode unter Verwendung der F-Welle durchaus etwas genauer ist (Übersicht z.B. bei Rossini 1990 [69]) und eine Differenz von etwa 1 ms durch überlappende Reizung intraforaminaler zervikaler Nervenabschnitte bei der Magnetstimulationstechnik zu erwarten ist.

Tabelle 2: Latenzen MW ± StdAbw.

Reizort-Ableitung		Probanden	Cranium-Thenar	HWS-Thenar	Cranium-OS
Barker u.a. 1987	[5]	n=27	21,1 ± 1,5 ms	13,1 ± 1,0 ms	
Caramia u.a. 1989	[18]	n=11	20,4 ± 1,5 ms		
Ludolph u. a. 1989	[54]	n=29	21,4 ± 1,5 ms	14,8 ± 1,2 ms	
Tabaraud u.a. 1989	[78]	n=20	21,6 ±1,6 ms		
Eisen u.a. 1990	[31]	n=35	20,2 ± 1,6 ms		
Hufnagel u.a. 1990	[41]	n=120	21,2 ± 1,5 ms		
Müller u.a. 1990	[61]	n=17	21,0 ± 1,4 ms		
Dvorak u.a. 1991	[29]	n=10, 14			20,9±1,2 ms<175 cm/ 23,4±1,9 ms ≥175 cm Körpergröße
Furby u.a. 1992	[34]	n=50			21,3 ±1,6 ms
Kloten u.a. 1992	[47]	n=21			21,1 ± 1,8 ms
Eigene Werte		n=20,9,12	22,3 ± 1,5 ms	15,4 ± 2,1 ms	23,2 ± 2,5 ms

Tabelle 3: Zentralmotorische Latenzen (Thenar) MW +/- StdAbw.

Qualität			Δt CML	CM-NLG
Reizort-Ableitung		n	Cranium-HWS	
Ludolph u.a. 1989	[54]	29	6,6 ± 1,4 ms	
Dvorak u.a.1990	[28]	19	5,2 ± 0,6 ms	
Eisen u.a. 1990	[31]	15	7,9 ± 2,1 ms	
Müller u.a. 1990	[61]	17	7,3 ± 1,3 ms	
Maertens de N. 1992	[56]	20	6,5 ± 0,6 ms	
Eigene Werte		17	7,2 ± 0,8 ms	46,8±6,1 m/s

Zwar waren bei den Probanden der Normgrupppe nicht immer alle Modalitäten der MEP-Untersuchung auslösbar, ohne dass hier ein zufälliger krankhafter Befund hätte erhoben werden können, Tabellen 2 und 3 zeigen aber, dass die Normwertergebnisse mit der vorliegenden Ausrüstung mit den publizierten Normwerten vergleichbar sind.

Auch die gemessenen Amplituden bewegen sich im Normbereich anderer Abeitsgruppen, Tabelle 4 veranschaulicht dies:

Tabelle 4: Amplituden MW +/- StAbw.

Reizort-Ableitung		n	Cranium-Thenar	HWS-Thenar	Cranium-OS
Barker u.a. 1987	[5]	27	6,1 ± 2,4 mV		
Caramia u.a. 1989	[18]	11	7,7 ± 2,7 mV		
Ludolph u. a. 1989	[54]	29	2,2 ± 1,2 mV		
Eisen u.a. 1990	[31]	35	5,1 ± 2,1 mV		
Hufnagel u.a. 1990	[41]	140	3,9 ± 2,2 mV		
Müller u.a. 1990	[61]	17	1,6 ± 1,0 mV		
Kloten u.a. 1992	[34]	21			2,1 ± 1,2 mV
Eigene Werte		20,9,12	2,4 ±1,7 mV	1,0±0,9 mV	1,9 ± 1,9 mV

Aufgrund der großen Schwankungsbreite der Amplituden greifen verschiedene Arbeitsgruppen auf intraindividuelle prozentuale Differenzbildungen zwischen distal evozierter und cortical evozierter M-Antwort zurück. Ich halte dies mit dem Ziel der einfachen und aussagekräftigen Messung für nicht vereinbar, da nach unseren Messungen die Amplituden nach Magnetstimulation der Normgruppe nicht sicher in einer Gaußschen oder anderen definierten Verteilung vorlagen. Wir haben deshalb die gemessenen Amplituden unberücksichtigt gelassen, folglich auch die Area-Funktion hintangestellt. Die Messung der Potentialdauer hatte ebenfalls bereits bei der Normprobandengruppe keine sichere Normalverteilung, sie wäre auch bezüglich der zentralmotorischen Bahnen nicht erschließbar gewesen.

Die berechneten zentalmotorischen Nervenleitungsgeschwindigkeiten sind plausibel.

Die Einwände von Claus 1993 [19], S. 356, dass eine zentralmotorische Leitgeschwindigkeit deshalb nicht berechnet werden könne, weil die Distanz nicht bekannt und die Stimulation derselben Struktur, erkenntlich an einer gleichen Potentialform, nicht sichergestellt sei, teile ich nicht:

Die Distanz der Reizorte Vertex und 7. Halswirbel ist äußerlich messbar. Natürlich liegen weder der effektive corticale Induktionsort, noch das als Ende der oberen zentralmotorischen Überleitung definierte Zervikalmarksstruktur im Hautniveau, in dem die Abstandsmessung erfolgt. Bei einem durchschnittlichen Scheitelnackenlängenmittel von 33,8 cm ± 1,2 cm wäre die Strecke nur 9,3 % kürzer, betrachtete man Oberflächenstrecke und den Nervenbahnverlauf als gedachten Viertelkreisumfang und setzte man den effektiven Stimulationsort und das gedachte Ende der zentralnervösen Leitung 2 cm unter der Hautoberfläche an ($\pi/33,8$).

Unabhängig davon, ob die peripher motorische Latenz mittels F-Wellen-Technik oder MEP rein orthodrom gemessen wird, ähnelt die zur Messung herangezogene Welle dem cortical evozierten MAP nicht zwangsläufig.

Bei konsequenter Beibehaltung der Messmodalitäten bei Bestimmung des Laborstandards und der Patientenuntersuchung erhält auf Grund der Körperlängenkorrektur die Zentralmotorische Nervenleitgeschwindigkeit ihre Bedeutung. Die errechneten Normwerte unseres Labors fasst Tabelle 5 zusammen.

Tabelle 5: Norm-Nervenleitgeschwindigkeiten MW ± 2σ

Eigene Werte:	n	
Cranium - Thenar	40	51,9 ± 8,7 m/s
Cranium - OS	23	53,5 ± 11,5 m/s
HWS - Thenar	17	53,0 ± 20,2 m/s
Cranium - HWS	17	43,9 ± 9,4 m/s

5.3 Patientenkollektive im Vergleich

Arlien-Søborg et al. publizierten 1993 [2] eine prospektive auf radiologisch-morphologischen Kriterien hin orientierte Studie, in die 36 Patienten aufgenommen wurden. Männer überwogen hier im Verhältnis 1,8:1. Allerdings hatte diese Studie keinen Bezug zu einer möglichen Operation und diente eher epidemiologischen und differentialdiagnostischen Überlegungen. Ebersold et al. [30] publizierten 1995 eine Studie über Langzeitergebnisse bei 84 operierten Patienten mit zervikaler Myelopathie. In seinem Kollektiv überwogen Männer im Verhältnis 2,9 : 1. In unserem Kollektiv von 10 Patienten überwiegen Männer im Verhältnis 4 : 1. Trotz unserer kleinen Patientenzahl ist die Tendenz der Geschlechtsverteilung ähnlich. Allerdings sind die in [30] publizierten zervikalen Myelopathien häufig durch dorsale Markkompression bedingt und wurden überwiegend durch dorsale Dekompression (Laminektomie) behandelt.

5.4 Die MEP-Wertigkeit bei der Differentialdiagnostik der zervikalen Myelopathie

Die Methodik eignet sich nicht zur Abgrenzung der Krankheitsentität "Zervikale (spondylotische/diskogene) Myelopathie" von benachbarten Erkrankungsbildern wie symptomatische Syringomyelie oder Hydromyelie. Überlagerungen durch metabolische oder entzündliche Neuropathien werden als solche nicht detektiert. Eine bei den von uns durchgeführten Untersuchungen eigentümliche bzw. pathognomonische Befundkonstellation für eine besondere neuropathische oder demyelinisierende Erkrankung ist nicht erkennbar, was sich mit den Ergebnissen von Boulu/Dehen 1992 [12] deckt. Allerdings ist das Vorliegen einer Verlangsamung der zentralen Überleitungszeit bei primär radikulopathisch erkrankten Patienten ein Hinweis darauf, dass eine wesentliche enzephalomyelopathische Reaktion oder Begleiterkrankung vorliegt. Die wesentliche klinische Differentialdiagnose der Multiplen Sklerose wird sicherer durch liquorchemische Untersuchung und MRT untersucht, elektrophysiologische Untersuchungen (EMG, SEP, VEP) sind hilfreich, die größte Bedeutung hat der klinische Verlauf.

5.5 Die MEP-Aussage bei der Myelopathie

Zur Myelopathieerkrankungsdetektion eignet sich auf Grund der relativen Latenzstabilität der zentralen Überleitungszeit des Gesunden die Zentrale Überleitungszeit Cortex-Halswirbel 7 (Kameyama 1995 [45]). Die MEP-Amplituden bergen nach unseren Ergebnissen keine wesentlichen Informationen, die bei Myelopathiepatienten nicht auch durch Latenzmessungen erzielbar wären. Dies deckt sich mit Jaskolskis [43] Ergebnissen. Größere Arbeiten verzichten durchweg auf die Darstellung von MAP-Längen und -Spannungszeitintegralen, wenige Arbeitsgruppen z.B. in Düsseldorf [47] und Lüttich [55] versuchen, die Nullpunktdurchgänge des MAP im Sinne einer Polyphasieanalyse zu parametrisieren, wobei für jeden Muskel gesonderte Normwerte (2-4) bestimmt werden.

5.6 Elektrophysiologie im neurochirurgischen Umfeld

Elektrophysiologische Untersuchungen begleiten letztlich die klinisch-neurologische Untersuchung der Patienten. Dabei dient die präoperative Untersuchung mittels EMG der segmentalen Zuordnung, vor allem aber der Erfassung axonaler Schädigungen, die elektroneurographische Untersuchung verfolgt in der Regel den Zweck, evtl. periphere Engpasssyndrome zu differenzieren oder polyneuropathische Begleitveränderungen zu detektieren. Diese differenzierte Untersuchungsweise steht routinemäßig dem operativ tätigen Neurochirurgen nicht oder nur in Ausnahmefällen persönlich zu Gebote. Andererseits ist die leicht handhabbare, nicht zu sehr simplifizierende Untersuchungstechnik von großem Interesse, gerade wenn sich die Operationsindikationen vom Erkrankungsverlauf ("natural history" vs. "surgical treatment") ableiten. Bezüglich der klinischen Untersuchung schlug der englische Neurochirurg Mr. Allan Crockard mit A. Singh 1999 [74] eine klinisch treffsichere Untersuchungsmethode mittels eines 30m-Gehtests vor, bei dem die Myelopathieschwere anhand der benötigten Gehdauer und Anzahl erforderlicher Schritte für diese Distanz gemessen wird. Dieser Test erscheint statistisch gut validiert.

Eine noch nicht optimale Adaptation elektrophysiologischer Prozeduren auf die Bedürfnisse der im zeitlichen Querschnitt häufig zu untersuchenden potentiellen neurochirurgischen Patienten findet sich in der Arbeit Travlos' et al. 1992 [80] und in der wegen des berücksichtigten Zeitquerschnitts wichtigeren Arbeit Bednariks et al. 1998 [7], die 30 Patienten mit der MR-Diagnose eines engen zervikalen Spinalkanals über 2 Jahre hinweg mit MEP und SSEP monitorten. 10 Patienten entwickelten im Verlauf klinische Zeichen der Myelopathie, die initial nur elektrophysiologisch vermutet, aber klinisch noch nicht erkannt worden waren.

Unseres Erachtens ist es besser, bei anterioren zervikalen Prozessen eher eine vereinfachte MEP-Untersuchung durchzuführen, als sich auf eine wohlfeile, aber nicht ganz so adäquate SSEP-Untersuchung zu verlassen, bei der eine Neigung zu initial falsch-positiven Resultaten letztlich auch nicht auszuschließen ist.

Unser Untersuchungsgang ohne explizite Einbeziehung der SSEP will ein Vorschlag zur Untersuchungsvereinfachung ohne wesentlichen Informationsverlust mit dem Vorteil, bei intraoperativer Anwendung rechtzeitig eine Warnmöglichkeit vor heiklen Manipulationen am Rückenmark zu haben, sein.

5.7 Literaturkritik

MEP-Untersuchungen an Patienten mit zervikaler Myelopathie, die den Verlauf der Erkrankung monitoren, sind bislang selten. Arbeiten wurden bislang von zwei renommierten neurologischen Arbeitsgrupppen aus Belgien und Italien vorgelegt. Beide Arbeitsgrupppen benutzen eine C8-gewichtete obere zentrale Überleitungszeit, berechnen sie jedoch methodisch unterschiedlich aus MEP zentral und peripher des M. adductor digiti minimi oder M. interosseus dorsalis I und Schätzung des peripheren Anteils mittels F-Welle. Kontrolluntersuchungen an der unteren Extremität mit Berechnung einer L5-gewichteten unteren zentralen Überleitungszeit beziehen sich auf den M. tibialis anterior (L4/L5) und M. digitorum brevis (streng L5), die von den Patienten häufig nicht so differenziert willkürinnerviert werden können, dass die Fazilitierungspotentiale gut von dem eigentlichen MEP getrennt werden können. Das Fehlen US-amerikanischer Untersuchungen erklärt sich aus den Restriktionen der FDA gegenüber der Untersuchungstechnik.

5.7.1 Die Arbeitsgruppe Maertens de Noordhout

Maertens de Noordhout et al., Neurologie Universität Lüttich, veröffentlichten 1998 [55] eine MEP-/SEP-Untersuchung von 43 Patienten mit zervikaler Myelopathie, die durch ventrale Korporektomie ohne oder mit Osteosynthese bis über vier Segmente operiert worden waren (13 unisegmental, 23 bisegmental, 6 trisegmental und 1 über vier Segmente). Fast alle wiesen eine MEP-bestimmte pathologische obere zentrale Überleitungszeit praeoperativ auf (41/43 = 95%). Postoperativ wurden die Patienten nach einem Jahr nachuntersucht, klinisch besserten sich 31 (72%), 10 (23%) blieben unverändert, zwei Patienten wiesen eine Verschlechterung auf (5%); MEP besserten sich bei 10 Pat. (23%), pathologisch blieben sie bei 33 Pat. (77%). Die parallel untersuchten Tibialis-SSEP zeigten keine bessere Treffsicherheit. Eine Einzelgegenüberstellung von klinischen Befunden und MEP-Resultaten wird nicht gegeben. Die Autoren schließen aus den Ergebnissen, dass bei der zervikalen spondylotischen Myelopathie MEP (obere CCT) bei weitem sensitiver sind als SEP zur Erkrankungsdetektion, aber irrelevant zur Beurteilung der Operations- bzw. Dekompressionsqualität.

Da eine Analyse der Erfassungsgenauigkeit des MEP in Bezug auf die Beschwerden der Patienten nicht veröffentlicht wurde, widersprechen die Ergebnisse unseren Ergebnissen nicht. Definitiv andere Studiendetails, wie z.B. die extensivere Operationsdurchführung, werden dadurch relativiert, dass in der Lütticher Studie wie in unserer Arbeit nur Patienten mit anteriorer Dekompression berücksichtigt wurden. Der Schwierigkeit, aussagekräftige Tibialis-SEP im zeitlichen Verlauf abzuleiten, liegen möglicherweise Kompensationsmöglichkeiten der Leitung in den langen Bahnen der unteren Extremitäten zu Grunde, die verminderte Aussagekraft unserer Quadriceps-MEP-Modalität steht in einem ähnlichen Kontext.

5.7.2 Die Arbeitsgruppe De Mattei et al.

Die Arbeitsgruppe De Mattei, Turin, veröffentlichte 1995 [24] in Fortführung ihrer Arbeit über den MEP-Untersuchungsnutzen bei zervikaler Myelopathie aus dem Jahr 1993 [25] eine MEP-Untersuchung an 18 Patienten mit cervikaler Myelopathie, davon 9 mit Kompression in einem Segment, 9 weitere mit mehrsegmentaler kernspintomographisch gesicherter Myelonkompression und jeweils einer klinischen Anamnese von weniger als einem Jahr. Die unisegmentalen Operationen wurden von ventral nach Robinson/Smith durchgeführt, die multisegmentalen teils von ventral, teils von dorsal. Alle Patienten wurden zweimal praeoperativ zur Messstabilitätsabsicherung und nach 3 und 12 Monaten untersucht. In beiden Gruppen war je ein Patient mit primär normaler oberer CCT, die sich postoperativ nicht änderte. Die übrigen voruntersuchten zentralmotorischen Leitungszeiten waren pathologisch, die Abweichung der unteren CCT besonders, jedoch zeigten die

Patienten mit unisegmentaler Kompression wohl eine größere MEP-Signalamplitude an der oberen Extremität. Wie zu erwarten war, waren die MAP der unteren Extremität von der Fazilitationsaktivität kaum unterscheidbar. Entsprechend der klinischen Besserung normalisierte sich bei 5 von 8 Patienten in der unisegmentalen Gruppe die obere CCT, in der multisegmentalen Gruppe nur bei einem, wobei hier die klinischen Ergebnisse uneinheitlich waren. Die Autoren folgern, dass die CCT-Bestimmung von diagnostischem, aber nicht von prognostischem Wert sei; der Amplitudenmessung weisen sie - in Verbindung mit dem MRT-Befund - einen prognostischen Wert zu.

5.8 Schlussfolgerung

Die Reproduzierbarkeit der MEP-Untersuchung über die Zeit hinweg ist gut. Für konservativ geführte Patienten mit zervikaler Myelopathie ist diese Untersuchung ein wesentlicher Sicherheitsfaktor, eine operationsheischende Verschlechterung nicht zu übersehen. Andererseits ist die Reproduzierbarkeit auch eine Grundvoraussetzung für die Beantwortung der Frage, ob die Methodik eine postoperative Verlaufsbeurteilung zulässt. In der postoperativen Phase und bei nicht-invasivem Procedere eignet sich die Bestimmung der oberen zentralmotorischen Überleitungszeit und zentralmotorischen Nervenleitgeschwindigkeit durch MEP-Untersuchung bei ausreichend scharfer Fragestellung und adaptierter Untersuchungstechnik auf Grund der dann guten Übereinstimmung mit den wesentlichen klinischen Kriterien zur weiteren Verlaufskontrolle, wenn schon die praeoperativen Ergebnisse eindeutig waren. Für den Neurochirurgen sind objektive Verlaufsparameter postoperativ von großem Belang. Hier hat die Untersuchung unter gutachterlichen bzw. forensischen Gesichtspunkten, wenn eine vergleichbare praeoperative Diagnostik vorhanden ist, eine große Bedeutung.

6. Zusammenfassung

Um die Wertigkeit der durch transcranielle Magnetstimulation evozierten Potentiale in der neurochirurgischen Diagnostik und Therapie der Myelopathie bei degenerativen Raumforderungen des Halsmarks einzuordnen, wurden zunächst unter OP-realistischen Bedingungen die elektrophysiologischen Normparameter an 21 Probanden ermittelt. Hierbei wurden MEP-Latenzen und entsprechende Nervenleitgeschwindigkeiten, Potentialdauer, Amplituden und Spannungszeitintegrale nach zentraler Stimulation und Ableitung an Thenar und Oberschenkel bestimmt. Zusätzlich wurden zur Bestimmung der oberen zentralen Überleitungszeit und Überleitungsgeschwindigkeit Thenar-MEP und NLG nach zervikaler Magnetstimulation gemessen. Als ausreichend reproduzierbar stellten sich die gemessenen Latenzen und Nervenleitgeschwindigkeiten heraus, die Messwerte für Spannungsamplitude, Potentialdauer und Spannungszeitintegral streuten so stark, dass sie zur Erkrankungsdetektion und Verlaufsbeurteilung nicht verwendet werden konnten.

Das zur Messung verwendete Laborgerät (Magnetstimulator Fa. Digitimer mit runder Spule in Verbindung mit EMG-Gerät MEM 4104K Fa. Nihon-Kohden) ließ eine Reproduktion der in anderen Arbeiten publizierten Latenz-Normwerte zu.

Zur Myelopathieerkrankungsdetektion eignete sich auf Grund der relativen Latenzstabilität der zentralen Überleitungszeit des Gesunden die Zentrale Überleitungszeit Cortex-Halswirbel 7 und die entsprechende Zentralmotorische Nervenleitgeschwindigkeit. Aufgrund der dadurch gegebenen Monitorbarkeit deszendierender, eher ventrolateral gelegener Bahnen ist diese Untersuchungsform theoretisch und praktisch der Untersuchung aszendierender Bahnen durch SSEP bei ventralen Raumforderungen überlegen, vgl. Borromeo et al. 1989 [11].

Zusätzlich zu den allgemein üblichen Normwerten für Latenzen und Amplituden der Überleitung Cortex-Thenar bzw. HWS-Thenar sowie Cortex-Oberschenkel sowie Zentralmotorische Latenz (CCT) wurden für die zu Grunde liegende Fragestellung Normwerte für die obere Zentralmotorische Nervenleitgeschwindigkeit erarbeitet (53,0 ± 20,2 m/s, n=17).

Die MEP-Untersuchung in der vorgestellten Abfolge mit Evaluation der zentralen Nervenleitgeschwindigkeit bis zum unteren Zervikalmark und kontrollierend der motorischen Leitgeschwindigkeit bis zum distalen Oberschenkel eignet sich in der entscheidenden Modalität der berechneten oberen zentralmotorischen Nervenleitgeschwindigkeit zur Verlaufskontrolle mit einer Sensitivität bei 100% vor und einer Sensitivität über 50% nach zervikaler Dekompressions- und Fusionsoperation bei Myelopathiepatienten.

Da die Untersuchung zum Zeitpunkt der Durchführung noch nicht breiter angewendet worden war, wurde sie nicht in die Entscheidung zur Terminierung eines etwaigen Eingriffs herangezogen, lediglich die Dringlichkeit eines Eingriffs wurde bei fehlenden Antwortpotentialen festgestellt.

Dessen ungeachtet hat die MEP-Untersuchung neben den anderen elektrophysiologischen Untersuchungsmodalitäten ihren Stellenwert in der Indikationsstellung zur Operation, wobei trotz der gegenüber der MRT auch im Verlauf besseren Sensitivität aus operationstaktischen Gründen die aktuelle kernspintomographische Untersuchung der Halswirbelsäule in Verbindung mit einer die knöchernen Verhältnisse gut darstellenden Röntgen-basierten Untersuchung, z.B. Post-Myelo-CT, unverzichtbar ist.

In der postoperativen Phase und bei nicht-invasivem Procedere eignet sich die MEP-Untersuchung bei ausreichend scharfer Fragestellung und adaptierter Untersuchungstechnik auf Grund ihrer dann guten Übereinstimmung mit den wesentlichen klinischen Kriterien zur weiteren Verlaufskontrolle, aber auch bei gutachterlichen bzw. forensischen Fragestellungen verdient sie dann Beachtung, wenn eine vergleichbare Vordiagnostik vorhanden ist.

7. Anhang (Tabellen 6 bis 48)

7.1 Myelopathiegruppe präoperativ

Tabelle 6: Patientendaten Myelopathiegruppe

	Lebensalter	Beschwerdedauer	Untersuchungsintervall	Fusionierte Höhen
B.H.	38 Jahre	5 Monate, seit Vor-OP	7,3 Monate	C5/C6 C6/C7
E.G.	57 Jahre	72 Monate	0,3 Monate	C2/C3
F.B.	52 Jahre	1 Monat	3,2 Monate	C5/C6 C6/C7
L.W.	69 Jahre	36 Monate	8,5 Monate	C4/C5 C5/C6
P.R.	52 Jahre	18 Monate	0,2 Monate	C6/C7
P.S.	62 Jahre	18 Monate	3,1 Monate	C5/C6 C6/C7
R.M.	42 Jahre	36 Monate	0,6 Monate	C6/C7
S.H.	69 Jahre	1 Monat	0,3 Monate	C4/C5 C5/C6 C6/C7
T.E.	66 Jahre	8 Monate	2,9 Monate	C6/C7 C7/Th1
Z.K.	38 Jahre	36 Monate	0,4 Monate	C5/C6 C6/C7
∅	54,5 Jahre	23,1 Monate	2,7 Monate	1,8 Höhen

Tabelle 7: Die charakteristischen Leitsymptome / Parese 2. Neuron

B.H.	neue Beinataxie nach bzgl. Radikulopathie C6 re. erfolgreicher OP HW 5/6	vorhanden
E.G.	Ataxie, erloschene Tiefensensibilität der Füße, Fallneigung nach ventral	vorhanden
F.B.	Brachiozervikalgie C7 rechts mit spinaler Ataxie	nicht vorhanden
L.W.	Zunehmende Paraspastik nach durch OP HW3/4 gebesserter Beinataxie	vorhanden
P.R.	Morgendliche Oberschenkelspastik, zunehmende Gangstörung	vorhanden
P.S.	ausgeprägte Gangataxie nach vorausgegangener Steißprellung	vorhanden
R.M.	progrediente Gangataxie rechtsbetont, Beinschmerz rechts	vorhanden
S.H.	progrediente Gangataxie, Ungeschicklichkeit der Hände, Inkontinenz	nicht vorhanden
T.E.	spinale Ataxie, Paraparese KG IV und sensibles Niveau ca. Th12 bds.	vorhanden
Z.K.	progrediente spastische Paraparese linksbetont mit spinaler Ataxie	vorhanden

Tabelle 8: Das präoperative MEP - Myelopathiepatienten

	CCT re./li. (ms)		Vertex-Quadriceps re./li. (ms)	
B.H.	9,0 / -	path. verlängert/ n. bestimmbar	31,1 / 28,4	suspekt / normal
E.G.	10,2 / -	path. verlängert/ n. bestimmbar	- / -	n. auslösbar / n. auslösbar
F.B.	- / 7,3	n. bestimmbar / normal	- / -	n. auslösbar / n. auslösbar
L.W.	6,1 / -	normal / n. bestimmbar	29,4 / -	normal / n. auslösbar
P.R.	5,0 / 13,1	normal / path. verlängert	- / 40,5	n. auslösbar / path. verspätet
P.S.	5,1 / -	normal / n. bestimmbar	- / -	n. auslösbar / n. auslösbar
R.M.	6,1 / 9,5	normal / path. verlängert	26,7 / 24,9	normal / normal
S.H.	- / 12,5	n. bestimmbar/ path. verlängert	- / -	n. auslösbar / n. auslösbar
T.E.	6,5 / -	normal / n. bestimmbar	- / -	n. auslösbar / n. auslösbar
Z.K.	3,8 / 9,0	normal / path. verlängert	- / 33,7	n. auslösbar / path. verspätet

Tabelle 9: Das praeoperative MEP - Myelopathiepatienten

	zentrale NLG re./li. (m/s)		NLG Vertex-M. quadriceps re./li. (m/s)	
B.H.	35,6 / -	path. erniedrigt/n. bestimmbar	44,1/48,2	suspekt / normal
E.G.	32,4 / -	path. erniedrigt/n. bestimmbar	- / -	n. bestimmbar/n. bestimmbar
F.B.	- / 45,2	n. bestimmbar / normal	- / -	n. bestimmbar/n. bestimmbar
L.W.	52,5 / -	normal / n. bestimmbar	48,3 / -	normal / n. bestimmbar
P.R.	66,0/25,2	normal / path. erniedrigt	- / 33,1	n. bestimmbar/path. erniedrigt
P.S.	60,8 / -	normal / n. bestimmbar	- / -	n. bestimmbar / n. bestimmbar
R.M.	49,2/31,6	normal / path. erniedrigt	47,9/51,4	normal / normal
S.H.	- / 26,4	n. bestimmbar/path. erniedrigt	- / -	n. bestimmbar/n. bestimmbar
T.E.	50,8 / -	normal / n. bestimmbar	- / -	n. bestimmbar/n. bestimmbar
Z.K.	85,1/35,6	normal / path. erniedrigt	- / 40,7	n. bestimmbar/path. erniedrigt

Tabelle 10: Das praeoperative MEP - Myelopathiepatienten

	Latenz Vertex-Thenar re/li. (ms)		Latenz HWS-Thenar re./li. (ms)	
B.H.	22,0 / 22,2	normal / normal	13,0 / -	normal / nicht auslösbar
E.G.	26,6 / -	path. verspätet/ n. auslösbar	16,4 / 22,3	normal / path. verspätet
F.B.	23,2 / 21,6	normal / normal	- / 14,3	nicht auslösbar / normal
L.W.	20,2 / -	normal / n. auslösbar	14,1 / 13,8	normal / normal
P.R.	21,1 / 30,4	normal / path. verspätet	16,1 / 17,3	normal / normal
P.S.	20,1 / 20,6	normal / normal	15,0 / -	normal / nicht auslösbar
R.M.	17,4 / 19,5	normal / normal	11,3 / 10,0	normal / normal
S.H.	21,7 / 25,2	normal / suspekt	- / 12,7	nicht auslösbar / normal
T.E.	17,9 / 22,2	normal / normal	11,4 / -	normal / nicht auslösbar
Z.K.	18,4 / 23,7	normal / normal	14,6 / 14,7	normal / normal

Tabelle 11: Das praeoperative MEP - Myelopathiepatienten

	NLG Vertex-Thenar re/li. (m/s)		NLG HWS-Thenar re./li. (ms)	
B.H.	49,5 / 49,1	normal/ normal	59,2 / -	normal / n. bestimmbar
E.G.	39,1 / -	path. erniedrigt/ n. bestimmbar	43,3 / 31,8	normal/ path. erniedrigt
F.B.	47,4 / 50,9	suspekt/ normal	- / 53,8	n. bestimmbar / normal
L.W.	54,0 / -	normal/ n. bestimmbar	54,6 / 55,8	normal / normal
P.R.	53,1 / 36,8	normal/ path. erniedrigt	49,1 / 45,7	normal / normal
P.S.	54,7 / 53,4	normal/ normal	52,7 / -	normal / n. bestimmbar
R.M.	58,6 / 52,3	normal/ normal	63,7 / 72,0	normal / normal
S.H.	52,1 / 30,6	normal/ path. erniedrigt	- / 34,6	n. bestimmbar/ suspekt
T.E.	67,4 / 54,5	normal/ normal	76,9 / -	normal / n. bestimmbar
Z.K.	63,7 / 49,4	normal/ normal	58,2 / 57,8	normal / normal

7.2 Myelopathiegruppe postoperativ

Tabelle 12: Das präoperative MRT - Myelopathiepatienten

	Abstand MRT - Operation	MRT-Befund intramedullär	betroffene Segmente mit ventraler RF
B.H.	14 Tage	path. Signal	C5/C6 C6/C7
E.G.	376 Tage	path. Signal	C2/C3
F.B.	30 Tage	path. Signal	C5/C6 C6/C7
L.W.	21 Tage	path. Signal	C4/C5 C5/C6
P.R.	58 Tage	norm. Marksignal	C6/C7
P.S.	202 Tage	norm. Marksignal	C5/C6 C6/C7
R.M	64 Tage	norm. Marksignal	C6/C7
S.H.	38 Tage	norm. Marksignal	C4/C5 C5/C6 C6/C7
T.E.	keine Untersuchung (Myelographie + Post-Myelo-CT)		C6/C7 C7/Th1
Z.K.	62 Tage	norm. Marksignal	C5/C6 C6/C7
ø	96,1 Tage		1,8 Höhen

Tabelle 13: Das postoperative MEP - Myelopathiepatienten

	CCT re./li. (ms)		Vertex-Quadriceps re./li. (ms)	
B.H.	8,2 / 7,8	suspekt/ normal	- / -	n. auslösbar / n. auslösbar
E.G.	13,0/18,6	path. verlängert/path. verlängert	- / -	n. auslösbar / n. auslösbar
F.B.	9,1 / 8,6	path. verlängert / suspekt	- / -	n. auslösbar / n. auslösbar
L.W.	- / -	n. bestimmbar / n. bestimmbar	- / -	n. auslösbar / n. auslösbar
P.R.	6,8 / -	normal / n. bestimmbar	- / 39,3	n. auslösbar/ path. verspätet
P.S.	6,7 / -	normal / n. bestimmbar	- / 31,1	n. auslösbar / suspekt
R.M.	7,6 / 9,4	normal / path. verlängert	24,5/25,3	normal / normal
S.H.	7,8 / 6,4	normal/ normal	- / -	n. auslösbar / n. auslösbar
T.E.	7,0 / 5,4	normal / normal	- / -	n. auslösbar / n. auslösbar
Z.K.	7,3 / 13,4	normal / path. verlängert	- / -	n. auslösbar / n. auslösbar

Tabelle 14: Das postoperative MEP - Myelopathiepatienten

	zentrale NLG re./li. (m/s)		NLG Vertex-M. quadriceps re./li. (m/s)	
B.H.	39,0/41,0	suspekt/ suspekt	- / -	n. bestimmbar/n. bestimmbar
E.G.	25,4/17,7	path. erniedrigt/path. erniedrigt	- / -	n. bestimmbar/n. bestimmbar
F.B.	36,3/38,4	suspekt/ suspekt	- / -	n. bestimmbar/n. bestimmbar
L.W.	-/-	n. bestimmbar/ n. bestimmbar	- / -	n. bestimmbar/n. bestimmbar
P.R.	48,5/-	normal/ n. bestimmbar	- / 34,1	n. bestimmbar/path. erniedrigt
P.S.	46,3/-	normal/ n. bestimmbar	- / 44,1	n. bestimmbar/ suspekt
R.M.	39,5/32,1	suspekt/ path. erniedrigt	52,2/50,6	normal / normal
S.H.	42,3/51,6	normal/ normal	- / -	n. bestimmbar/n. bestimmbar
T.E.	47,1/61,1	normal/ normal	- / -	n. bestimmbar/n. bestimmbar
Z.K.	43,8/23,9	normal/ path. erniedrigt	- / -	n. bestimmbar/n. bestimmbar

Tabelle 15: Das postoperative MEP - Myelopathiepatienten

	Latenz Vertex-Thenar re./li. (ms)		Latenz HWS-Thenar re./li. (ms)	
B.H.	19,7 / 21,1	normal / normal	11,5 / 13,3	normal / normal
E.G.	27,5 / 34,3	path. verspätet / path. verspätet	14,5 / 15,7	normal / normal
F.B.	23,1 / 23,4	normal / normal	14,0 / 14,8	normal / normal
L.W.	- / -	n. auslösbar / n. auslösbar	13,8 / 14,4	normal / normal
P.R.	22,5 / -	normal / n. auslösbar	15,7 / 15,8	normal / normal
P.S.	22,0 / -	normal / n. auslösbar	15,3 / 14,0	normal / normal
R.M.	19,6 / 18,5	normal / normal	12,0 / 9,2	normal / normal
S.H.	22,3 / 20,8	normal / normal	14,5 / 14,4	normal / normal
T.E.	23,0 / 24,0	normal / suspekt	16,0 / 18,6	normal / suspekt
Z.K.	22,7 / 25,9	normal / path. verspätet	15,4 / 12,5	normal / normal

Tabelle 16: Das postoperative MEP - Myelopathiepatienten

	NLG Vertex-Thenar re./li. (m/s)		NLG HWS-Thenar (m/s)	
B.H.	55,3 / 51,7	normal/ normal	67,0 / 57,9	normal / normal
E.G.	37,8 / 30,3	path. erniedrigt/path. erniedrigt	49,0 / 45,2	normal / normal
F.B.	47,6 / 47,0	normal/ suspekt	55,0 / 52,0	normal / normal
L.W.	- / -	n. bestimmbar/ n. bestimmbar	55,8 / 53,5	normal / normal
P.R.	49,8 / -	normal/ n. bestimmbar	50,3 / 50,0	normal / normal
P.S.	50,0 / -	normal/ n. bestimmbar	51,6 / 56,4	normal / normal
R.M.	52,0 / 55,1	normal/ normal	60,0 / 78,7	normal / normal
S.H.	50,7 / 54,3	normal/ normal	55,2 / 55,6	normal / normal
T.E.	52,6 / 50,4	normal/ normal	55,0 / 47,3	normal / normal
Z.K.	51,5 / 45,2	normal/ suspekt	55,2 / 68,0	normal / normal

Tabelle 17: Die postoperativen Befunde - Myelopathiepatienten

	OP-MR	MR-Befund postoperativ	Diff. ggü. praeop.	OP-Unters.	Klinischer Befund
B.H.	246 Tage	norm. Marksignal	gebessert	222 Tage	besser
E.G.		keine Kontrolle	entfällt	8 Tage	besser
F.B.	1002 Tage	path. Signal	unverändert	97 Tage	besser
L.W.	285 Tage	path. Signal	unverändert	260 Tage	besser
P.R.		keine Kontrolle	entfällt	7 Tage	gleich
P.S.	63 Tage	norm. Marksignal	unverändert	95 Tage	besser
R.M.	63 Tage	norm. Marksignal	unverändert	17 Tage	schlechter
S.H.		keine Kontrolle	entfällt	10 Tage	besser
T.E.		keine Kontrolle	entfällt	87 Tage	besser
Z.K.		keine Kontrolle	entfällt	11 Tage	besser

Tabelle 18: Die postop. MEP-Veränderungen (Latenzen)

Modalität: CCT	Vertex-Quadriceps	Vertex-Thenar
B.H.	gebessert	schlechter?	unverändert, eher besser
E.G.	unverändert, leicht schlechter	unverändert?	unverändert, eher besser
F.B.	unverändert, leicht besser	unverändert?	unverändert
L.W.	unverändert, eher schlechter	schlechter?	unverändert, eher schlechter
P.R.	unverändert	unverändert	verschlechtert
P.S.	unverändert	gebessert?	verschlechtert
R.M.	unverändert	unverändert	unverändert
S.H.	gebessert	unverändert?	gebessert
T.E.	gebessert	unverändert?	unverändert, eher schlechter
Z.K.	unverändert, leicht schlechter	schlechter?	verschlechtert

Tabelle 19: Die postop. MEP-Veränderungen (Leitgeschwindigkeiten)

Modalität: zNLG(C7)	Vertex-Quadriceps	Vertex-Thenar
B.H.	gebessert	schlechter?	unverändert, eher besser
E.G.	unverändert	unverändert?	unverändert, eher besser
F.B.	unverändert, eher schlechter	unverändert?	unverändert
L.W.	unverändert, eher schlechter	schlechter?	unverändert, eher schlechter
P.R.	unverändert	unverändert	unverändert, eher schlechter
P.S.	unverändert	gebessert?	unverändert, eher schlechter
R.M.	unverändert, eher schlechter	unverändert	unverändert
S.H.	gebessert	unverändert?	gebessert
T.E.	unverändert	unverändert?	unverändert
Z.K.	unverändert, eher schlechter	schlechter?	verschlechtert

7.3 Operative Kontrollgruppe - präoperativ

Tabelle 20: Patientendaten (op. Kontrollgruppe)

	Lebensalter	Beschwerdedauer	Unters.-intervall	radikul. Parese	Fusionierte Höhen
G.E.	63 Jahre	24 Monate	keine Kontrolle	+	HW6/7
G.M.	50 Jahre	24 Monate	14,0 Monate	+	HW4/5 HW5/6
K.M.	36 Jahre	24 Monate	0,8 Monate	-	HW5/6 HW6/7
L.J.	34 Jahre	1,25 Monate	1,4 Monate	+	HW6/7
S.A.	63 Jahre	2 Monate	2,2 Monate	+	HW3/4
S.G.	55 Jahre	1,5 Monate	21,6 Monate	+	HW5/6
ø	50,2 Jahre	8,7 Monate	8,0 Monate	5/6	1,3 Höhen

Tabelle 21: Die charakteristischen Leitsymptome / klin. Myelopathiezeichen

G.E.	Dialyse seit 7 J., pAVK; rad. Schmerz C7 u. C8 bds re.>li. , Parese, Fußkloni.	vorhanden
G.M.	Lokalsyndrom/Radikulopathie C6 li. mit sensomot. Defizit (distal KG 3).	nicht vorh.
K.M.	Interm. rad. Schmerz C6 li. seit 2 Jahren ohne Parese. Lumbale Vor-OP.	nicht vorh.
L.J.	HWS-Syndrom m. Brachialgie li. seit 3 Wo., dann Radialisdruckläsion li.	nicht vorh.
S.A.	Faszikulieren M. biceps bds. re. > li. seit 2 Mon., HWS-MR: Hydromyelie.	nicht vorh.
S.G.	Radikulopathie C6 li. seit 6 Wochen, Daumenadduktion li. paretisch KG 4.	nicht vorh.

Tabelle 22: Das präoperative MEP (op. Kontrollgruppe)

	CCT re./li. (ms)		Vertex-Quadriceps re./li. (ms)	
G.E.	- / 8,4	n. bestimmbar / suspekt	31,2 / 30,5	suspekt / suspekt
G.M.	9,7 / 6,8	path. verlängert / normal	26,5 / -	normal / n. auslösbar
K.M.	6,6 / 7,1	normal / normal	31,3 / 22,8	suspekt / normal
L.J.	- / -	n. bestimmbar / n. bestimmbar	- / -	n. auslösbar / n. auslösbar
S.A.	8,2 / -	suspekt / n. bestimmbar	- / -	n. auslösbar / n. auslösbar
S.G.	11,6 / 9,7	path. verlängert/path. verlängert	- / -	n. auslösbar / n. auslösbar

Tabelle 23: Das praeoperative MEP (op. Kontrollgruppe)

	zentrale NLG re./li. (m/s)		NLG Vertex-M. quadriceps re./li. (m/s)	
G.E.	- / 38,1	n. bestimmbar/ suspekt	40,7/41,6	path. erniedrigt/path. erniedrigt
G.M.	34,0/48,5	path. erniedrigt/ normal	48,3 / -	normal/ n. bestimmbar
K.M.	53,2/49,3	normal / normal	42,5/58,3	suspekt / normal
L.J.	- / -	n. bestimmbar / n. bestimmbar	- / -	n. bestimmbar / n. bestimmbar
S.A.	42,7 / -	normal / n. bestimmbar	- / -	n. bestimmbar / n. bestimmbar
S.G.	26,7/32,0	path. erniedrigt/path. erniedrigt	- / -	n. bestimmbar / n. bestimmbar

Tabelle 24: Das praeoperative MEP (op. Kontrollgruppe)

	Latenz Vertex-Thenar re/li. (ms)		Latenz HWS (ms)	
G.E.	- / 28,2	n. auslösbar/path. verspätet	- / 19,8	nicht auslösbar / path. verspätet
G.M.	21,8 / 21,2	normal / normal	12,1 / 14,4	normal / normal
K.M.	23,8 / 20,6	normal / normal	17,2 / 13,5	normal / normal
L.J.	12,5 / 17,8	normal / normal	- / -	nicht auslösbar / nicht auslösbar
S.A.	22,6 / -	normal / n. auslösbar	14,4 / -	normal / nicht auslösbar
S.G.	24,6 / 24,7	suspekt / suspekt	13,0 / 15,0	normal / normal

Tabelle 25: Das praeoperative MEP (op. Kontrollgruppe)

	NLG Vertex-Thenar re/li. (m/s)		NLG HWS-Thenar re./li. (m/s)	
G.E.	- / 40,4	n. bestimmbar/ path. erniedrigt	- / 41,4	n. bestimmbar / suspekt
G.M.	45,0/46,2	suspekt / suspekt	53,7/45,1	normal / normal
K.M.	52,1/60,2	normal / normal	51,7/65,9	normal / normal
L.J.	62,4/43,8	normal / suspekt	- / -	n. bestimmbar/n. bestimmbar
S.A.	54,9 / -	normal / n. bestimmbar	61,8 / -	normal / n. bestimmbar
S.G.	47,2/47,0	suspekt / suspekt	65,4/56,7	normal / normal

Tabelle 26: Das präoperative MRT - operative Kontrollgruppe

	Abstand MRT - Operation	MRT-Befund	betroffene Segmente mit ventraler RF
G.E.	45 Tage	norm. Marksignal	HW6/HW7
G.M.	48 Tage	norm. Marksignal	HW4/HW5 HW5/HW6
K.M.	23 Tage	norm. Marksignal	HW5/HW6 HW6/HW7
L.J.	keine praeoperative MR-Untersuchung		HW6/HW7
S.A.	14 Tage	path. Signal HW4-HW7	HW3/HW4
S.G.	66 Tage	norm. Marksignal	HW5/HW6
ø	39,2 Tage		1,3 Höhen

7.4 operative Kontrollgruppe - postoperativ

Tabelle 27: Das postoperative MEP (op. Kontrollgruppe)

	CCT re./li. (ms)		Vertex-Quadriceps re./li. (ms)	
G.E.	/	/	/	/
G.M.	7,2 / 10,3	normal/ path. verlängert	28,1 / 29,7	normal/ suspekt
K.M.	9,9 / 7,0	path. verlängert/ normal	30,3 / 25,3	suspekt/ normal
L.J.	6,2 / -	normal/ n. bestimmbar	- / -	n. auslösbar/ n. auslösbar
S.A.	10,2 / 12,5	path. verlängert/ path. verlängert	- / -	n. auslösbar/ n. auslösbar
S.G.	9,0 / 8,5	path. verlängert/ suspekt	31,8 / -	path. verspätet/ n. auslösbar

Tabelle 28: Das postoperative MEP (op. Kontrollgruppe)

	zentrale NLG re./li. (m/s)		NLG Vertex-M. quadriceps re./li. (m/s)	
G.E.	/	/	/	/
G.M.	45,8/32,0	normal/ path. erniedrigt	45,6 / 43,1	suspekt/ suspekt
K.M.	35,4/50,0	path. erniedrigt/ normal	43,9 / 52,6	suspekt/ normal
L.J.	53,4/-	normal/ n. bestimmbar	- / -	n. bestimmbar/ n. bestimmbar
S.A.	34,3/28,0	path. erniedrigt/path. erniedrigt	- / -	n. bestimmbar/ n. bestimmbar
S.G.	34,4/36,5	path. erniedrigt/ suspekt	47,2 / -	suspekt/ n. bestimmbar

Tabelle 29: Das postoperative MEP (op. Kontrollgruppe)

	Latenz Vertex-Thenar re/li. (ms)		Latenz HWS-Thenar re./li. (ms)	
G.E.	/	/	/	/
G.M.	20,8 / 22,1	normal/ normal	13,6 / 11,8	normal/ normal
K.M.	23,5 / 21,4	normal/ normal	13,6 / 14,4	normal/ normal
L.J.	23,9 / -	suspekt/ n. auslösbar	17,7 / -	suspekt/ nicht auslösbar
S.A.	25,0 / 26,2	suspekt/ path. verspätet	14,8 / 13,7	normal/ normal
S.G.	23,2 / 26,3	normal/ path. verspätet	14,2 / 17,8	normal/ suspekt

Tabelle 30: Das postoperative MEP (op. Kontrollgruppe)

	NLG Vertex-Thenar re/li. (m/s)		NLG HWS-Thenar re./li. (m/s)	
G.E.	/	/	/	/
G.M.	47,1/44,3	suspekt/ suspekt	47,8/55,1	normal/ normal
K.M.	52,8/57,9	normal/ normal	65,4/61,8	normal/ normal
L.J.	32,7/-	path. erniedrigt/n. bestimmbar	25,4/-	path. erniedrigt/n. bestimmbar
S.A.	49,6/47,3	normal/ suspekt	60,1/65,0	normal/ normal
S.G.	50,0/44,1	normal/ suspekt	59,9/47,8	normal/ normal

Tabelle 31: Die postoperativen MR-Befunde (op. Kontrollgruppe)

	MR-OP	MR-Befund postop.	Diff. ggü. praeop.	OP-Unters.	Klinischer Befund
G.E.	45 Tage	keine Kontrolle	entfällt	k. Kontrolle	gebessert
G.M.	48 Tage	keine Kontrolle	entfällt	426 Tage	schlechter
K.M.	23 Tage	keine Kontrolle	entfällt	25 Tage	unverändert
L.J.	keine Unters.	keine Kontrolle	entfällt	42 Tage	gebessert
S.A.	14 Tage	path. Signal	unverändert	68 Tage	unverändert
S.G.	66 Tage	norm. Marksignal	unverändert	657 Tage	subj. gebessert, Taubheit re. Außenknöchel (alt)

Tabelle 32: Die MEP-Veränderungen (Latenzen) (op. Kontrollgruppe)

Modalität: CCT	Vertex-Quadriceps	Vertex-Thenar
G.E.	keine Kontrolle	keine Kontrolle	keine Kontrolle
G.M.	unverändert	gebessert	unverändert
K.M.	verschlechtert	unverändert	unverändert
L.J.	gebessert	unverändert	verschlechtert
S.A.	unverändert, eher schlechter	unverändert	verschlechtert
S.G.	unverändert, eher besser	unverändert, eher gebessert	unverändert

Tabelle 33: Die MEP-Veränderungen (Leitgeschwindigkeiten) (operative Kontrollgruppe)

Modalität: zNLG(C7)	Vertex-Quadriceps	Vertex-Thenar
G.E.	keine Kontrolle	keine Kontrolle	keine Kontrolle
G.M.	unverändert	unverändert?	unverändert
K.M.	unverändert, eher schlechter	unverändert	unverändert
L.J.	unverändert, eher besser	unverändert	verschlechtert
S.A.	verschlechtert	unverändert	unverändert, eher besser
S.G.	unverändert, eher besser	unverändert, eher gebessert	unverändert, eher besser

Tabelle 34: Die peripheren MEP-Veränderungen (op. Kontrolle)

Modalität: MEP-Latenz HWS-Thenar - periphere NLG		Paresenumfang
G.E.	keine Kontrolle	keine Kontrolle	unverändert
G.M.	unverändert	unverändert	unverändert
K.M.	unverändert	unverändert	unverändert
L.J.	unverändert, eher besser	unverändert	unverändert
S.A.	unverändert, eher besser	unverändert, eher besser	unverändert
S.G.	unverändert, eher schlechter	unverändert	gebessert

7.5. konservativ behandelte Kontrollgruppe - Ausgangsbefunde

Tabelle 35: Patientendaten der nicht cervical operierten Patienten

	Lebensalter	Beschwerdedauer	Untersuchungsintervall	Betroffene Höhen
K.K.	44 Jahre	120 Monate	13,7 Monate	HW4/5 - HW6/7
S.F.	39 Jahre	60 Monate	11,6 Monate	HW3/4 - BW1
St.A.	54 Jahre	36 Monate	4,6 Monate	HW4/5 HW5/6
W.H.	81 Jahre	5 Monate	4,0 Monate	BW8/9
ø	54,5 Jahre	55 Monate	8,5 Monate	2,5 Höhen

Tabelle 36: Klinische Aspekte / Beteiligung der langen Bahnen

K.K.	Rez. Dysästhesie ca. C5 und C6 re. unter Aussparung der Hand seit 2 J.	keine B.
S.F.	Seit 5 J. Nackenschmerzen, Kribbeldysästhesie ca. C8 bds.	keine B.
St.A.	S. 3 J. progred. Motorikstörung d. li. ulnaren Hand- morph.Ursache unklar	keine B.
W.H.	Sturz vor 1 J. mit osteoporot. LWK1-Fraktur; danach progred. Paraspastik	Mitbeteiligung

Tabelle 37: Ausgangsbefund MRT (zervikales Marksignal) / Lokalisierung

K.K.	path. Signal	Hydromyelie	HW4/5 - HW6/7
S.F.	path. Signal	Hydromyelie	HW3/4 - BW1
St.A.	path. Signal	NPP mit Spinaler Enge	HW4/5 - HW5/6
W.H.	norm. Marksignal	Osteochondrose	HW5/6 - HW6/7

Tabelle 38: Das Ausgangs-MEP (nicht-op. Kontrolle)

	CCT re./li. (ms)		Vertex-Quadriceps re./li. (ms)	
K.K.	6,2 / 5,6	normal/ normal	- / -	n. auslösbar / n. auslösbar
S.F.	8,6 / 8,3	suspekt/ suspekt	25,4 / -	normal / n. auslösbar
St.A.	8,2 / 7,9	suspekt / normal	32,6 / 29,5	path. verspätet / suspekt
W.H.	5,1 / 5,2	normal / normal	- / 29,6	n. auslösbar / suspekt

Tabelle 39: Das Ausgangs-MEP (nicht-op. Kontrolle)

	zentrale NLG re./li. (m/s)		NLG Vertex-M. quadriceps re./li. (m/s)	
K.K.	54,8 / 60,7	normal/ normal	- / -	n. bestimmbar/n. bestimmbar
S.F.	40,7 / 42,2	suspekt/ normal	55,2 / -	normal/ n. bestimmbar
St.A.	40,2 / 41,8	suspekt / normal	44,8/49,5	suspekt / normal
W.H.	66,7 / 65,4	normal / normal	- / 41,6	n. bestimmbar / path. erniedrigt

Tabelle 40: Das Ausgangs-MEP (nicht-op. Kontrolle)

	Latenz Vertex-Thenar re/li. (ms)		Latenz HWS-Thenar re./li. (ms)	
K.K.	17,0 / 16,7	normal / normal	10,8 / 11,1	normal / normal
S.F.	21,1 / 19,3	normal / normal	12,5 / 11,0	normal / normal
St.A.	22,4 / 22,7	normal / normal	14,2 / 14,8	normal / normal
W.H.	19,3 / 19,1	normal / normal	14,2 / 13,9	normal / normal

Tabelle 41: Das Ausgangs-MEP (nicht-op. Kontrolle)

	NLG Vertex-Thenar re/li. (m/s)		NLG HWS-Thenar re./li. (m/s)	
K.K.	61,8 / 62,9	normal / normal	65,7 / 64,0	normal / normal
S.F.	52,1 / 57,0	normal / normal	60,0 / 68,2	normal / normal
St.A.	55,8 / 55,1	normal / normal	64,8 / 62,2	normal / normal
W.H.	55,4 / 56,0	normal / normal	51,4 / 52,5	normal / normal

7.6 konservativ behandelte Kontrollgruppe - Kontrollbefunde

Tabelle 42: Das Verlaufskontroll-MEP (nicht-op. Kontrolle)

	CCT re./li. (ms)		Vertex-Quadriceps re./li. (ms)	
K.K.	6,8 / 5,7	normal/ normal	- / -	n. auslösbar/ n. auslösbar
S.F.	8,5 / 6,6	suspekt/ normal	25,8 / -	normal/ n. auslösbar
St.A.	5,5 / 10,0	normal/ path. verlängert	33,0 / 27,8	path. verspätet/ normal
W.H.	5,7 / 6,4	normal/ normal	- / -	n. auslösbar/ n. auslösbar

Tabelle 43: Das Verlaufskontroll-MEP (nicht-op. Kontrolle)

	zentrale NLG re./li. (m/s)		NLG Vertex-M. quadriceps re./li. (m/s)	
K.K.	50,0 / 59,6	normal/ normal	- / -	n. bestimmbar/ n. bestimmbar
S.F.	41,2 / 53,0	suspekt/ normal	54,2 / -	normal/ n. bestimmbar
St.A.	60,0 / 33,0	normal/ path. erniedrigt	44,2 / 52,5	suspekt/ normal
W.H.	59,6 / 53,1	normal/ normal	- / -	n. bestimmbar/ n. bestimmbar

Tabelle 44: Das Verlaufskontroll-MEP (nicht-op. Kontrolle)

	Latenz Vertex-Thenar re/li. (ms)		Latenz HWS-Thenar re./li. (ms)	
K.K.	17,3 / 17,3	normal/ normal	10,5 / 11,6	normal/ normal
S.F.	21,7 / 19,0	normal/ normal	13,2 / 12,4	normal/ normal
St.A.	23,3 / 23,5	normal/ normal	17,8 / 13,5	suspekt/ normal
W.H.	19,0 / 21,0	normal/ normal	13,3 / 14,6	normal/ normal

Tabelle 45: Das Verlaufskontroll-MEP (nicht-op. Kontrolle)

	NLG Vertex-Thenar re/li. (m/s)		NLG HWS-Thenar re./li. (m/s)	
K.K.	60,7 / 60,7	normal/ normal	67,6 / 61,2	normal/ normal
S.F.	50,7 / 57,9	normal/ normal	56,8 / 60,5	normal/ normal
St.A.	53,6 / 53,2	normal/ normal	51,7 / 68,1	normal/ normal
W.H.	56,3 / 51,0	normal/ normal	54,9 / 50,0	normal/ normal

Tabelle 46: Die Kontroll-Befunde (nicht-op. Kontrolle)

	MR-Abstand	MR-Befund-Kontrolle	Diff. ggü. Erstbefund	Klinischer Befund
K.K.	446 Tage	path. Signal	unverändert	unverändert
S.F.	368 Tage	path. Signal	unverändert	schlechter
St.A.	k. Kontrolle	keine Kontrolle	entfällt	unverändert
W.H.	146 Tage	path. Signal thorakal	kein TU-Rest, reakt. Marködem	besser

Tabelle 47: Die MEP-Veränderungen (Latenzen bei nicht-op. Patienten)

Modalität: CCT	Vertex-Quadriceps	Vertex-Thenar
K.K.	unverändert	unverändert	unverändert
S.F.	gebessert	unverändert	unverändert
St.A.	unverändert, eher schlechter	gebessert	unverändert
W.H.	unverändert	unverändert, eher schlechter	unverändert

Tabelle 48: Die MEP-Veränderungen (NLG bei nicht-op. Patienten)

Modalität: zNLG(C7)	Vertex-Quadriceps	Vertex-Thenar
K.K.	unverändert	unverändert	unverändert
S.F.	unverändert	unverändert	unverändert
St.A.	unverändert, eher schlechter	unverändert	unverändert
W.H.	unverändert	unverändert, eher schlechter	unverändert

8. Literaturverzeichnis

1. Al-Mefty O, Harkey H L, Marawi I, Haines D E, Peeler D F, Wilner H I, Smith R R, Holaday H R, Haining J L, Russell W F, Harrison B, Middleton T H: Experimental chronic compressive cervical myelopathy. J Neurosurg 79: 550-561 (1993)
2. Arlien-Søborg P, Kjær L, Præstholm J: Myelography, CT, and MRI of the spinal canal in patients with myelopathy: a prospective study. Acta Neurol Scand 87: 92-102 (1993)
3. Arnold H, Feldmann U, Missler U: Chronic spondylogenic cervical myelopathy A critical evaluation of surgical treatment after early and long-term follow-up. Neurosurg Rev 16: 105-109 (1993)
4. d'Arsonval M A: Dispositifs pour la mesure des courants alternatifs de toutes fréquences. C R Soc Biol (Paris): 450-451 (1896)
5. Barker A T, Freeston I L, Jalinous R, Jarratt J A: Magnetic Stimulation of the Human Brain and Peripheral Nervous System: An Introduction and the Results of an Initial Clinical Evaluation. Neurosurgery 20: 100-109 (1987)
6. Barker A T, Jalinous R, Freeston I L: Non-invasive magnetic stimulation of the human motor cortex. Lancet: 1106-1107 (5/1985)
7. Bednarik J, Kadanka Z, Vohanka S, Novotny O, Surelova D, Filipovicova D, Prokes B: The value of somatosensory and motor evoked evoked potentials in pre-clinical spondylotic cervical cord compression. Eur Spine J 7: 493-500 (1998)
8. Berger H: Über das Elektroenzephalogramm des Menschen. Arch Psychiat Nervenkr 97: 527 (1929)
9. Bickford R G, Fremming B D: Neural Stimulation by Pulsed Magnetic Fields in Animal and Man. Digest 6th Int Conf Med Electron Biol Eng 7-6, Tokyo: 112 (1965)
10. Böker D K, Probst E M, Schultheiß R: Long-Term Results After Cervical Interbody Fusion with Polymethylmethacrylate. In: Bushe K-A, Brock M, Klinger M (Hrsg.): Advances in Neurosurgery Vol 18, Springer Berlin Heidelberg: 49-54 (1990)
11. Borromeo U, Cherubino P, Cosi V: Pre- and Post-operative Evaluation in Patients Affected by Spondylotic Myelopathy. In: Louis R, Weidner A (Hrsg.): Cervical Spine II - Marseille 1988. Springer, Wien New York: 192-198 (1989)
12. Boulu P, Dehen H: Potentiels evoques moteurs. Presse Med 22: 125-129 (1993)
13. Braakman R: Cervical Spondylotic Myelopathy. In: Krayenbühl H et al. (Hrsg.): Advances and Technical Standards in Neurosurgery, Vol. 6, Springer, Wien New York:138-169 (1979)

14. Bracken M B, Shepard M J et al.: Methylprednisolone administered for 24 or 48 hours, or 48 hour tirilazad mesylate, in the treatment of acute spinal cord injury, results of the third National Acute Spinal Cord Injury randomized controlled trial. J of the American Medical Association 227 (20): 1597-1604 (Mai 1997)
15. BrainW R, Northfield D, Wilkinson M.: Neurological manifestations of cervical spondylosis. Brain 75: 187-225 (1952)
16. Brodmann K: Vergleichende Lokalisationslehre der Großhirnrinde in ihren Prinzipien dargestellt auf Grund des Zellaufbaus. Barth Leipzig (1909 - Neudruck 1925) zitiert nach H. Steinmetz: Anatomisch-funktionelle Grundlagen. In: Meyer B U (Hrsg.):Magnetstimulation des Nervensystems. Springer, Berlin Heidelberg: 7-25 (1992)
17. Burgess R C (Hrsg.): Technology and Equipment Review Magnetic Stimulators. J Clin Neurophysiol 8: 121-129 (1991)
18. Caramia M D, Pardal A M, Zarola F, Rossini P M: Electric vs magnetic trans-cranial stimulation of the brain in healthy humans: a comparative study of central motor tracts 'conductivity' and 'excitability'. Brain Res 479: 98-104 (1989)
19. Claus D: Transcranielle magnetiche Stimulation. In: Jörg J, Hielscher H(Hrsg.): Evozierte Potentiale in Klinik und Praxis. 3. Aufl., Springer, Berlin Heidelberg: 348-381 (1993)
20. Claus D: Motorische Leitungszeit (motorisch evozierte Potentiale). In: Lowitzsch K, Maurer K, Hopf H C, Tackmann W, Claus D: Evozierte Potentiale bei Erwachsenen und Kindern. 2. Aufl. , Thieme, Stuttgart, S. 278-365 (1993)
21. Cloward R B: New method of diagnosis and treatment of cervical disc disease. Clin Neurosurg 8: 93 - 132 (1962)
22. Cohen, L G , Roth, B J , Wassermann, E M , Topka, H , Fuhr, P , Schultz, J , Mallett, M , Magnetic Stimulation of the Human Cerebral Cortex, an Indicator of Reorganization in Motor Pathways in Certain Pathological Conditions , J Clin Neurophysiol 8 (1): 56-65 (1991)
23. Csécsei G, Klug N, Christophis P: Hirnstammreflexe und evozierte Potentiale. Gießen (Druck durch Fa.Toennies, Freiburg): 27-34 (1988)
24. De Mattei M, Paschero B, Cocito D, Cassano D, Campanella A, Rizzo L, Morgando E: Motor evoked potentials in the post-surgical follow-up of cervical spondylotic myelopathy. Ital J Neurol Sci 16: 239-248 (1995)
25. De Mattei M, Paschero B, Sciarretta A, Davini O, Cocito D: Usefulness of motor evoked potentials in compressive myelopathy. Electromyogr Clin Neurophysiol 33 (4): 205-216 (1993)
26. Deletis V, Schild J H, Beric A, Dimitrijevic M R: Facilitation of motor evoked potentials by somatosensory afferent stimulation. Electroenceph Clin Neurophysiol 85: 302-310 (1992)

27. Di Lazzaro V, Restuccia D, Colosimo C, Tonali P: The contribution of magnetic stimulation of the motor cortex to the diagnosis of cervical spondylotic myelopathy. Correlation of central motor conduction to distal and proximal upper limb muscles with clinical and MRI findings. Electroenceph clin Neurophysiol 85: 311-320 (1992)
28. Dvorak J, Herdmann J, Janssen B, Theiler R, Grob D: Motor-Evoked Potentials in Patients with Cervical Spine Disorders. Spine 15: 1013-1016 (1990)
29. Dvorak J, Herdmann J, Theiler R, Grob D: Magnetic Stimulation of Motor Cortex and Motor Roots for Painless Evaluation of Central and Proximal Peripheral Motor Pathways. Spine 16: 955-961 (1991)
30. Ebersold M J, Pare M C, Quast L M: Surgical treatment for cervical spondylitic myelopathy. J Neurosurg 82: 745-751 (1995)
31. Eisen A, Shytbel W, Murphy K, Hoirch M: Cortical magnetic stimulation in amyotrophic lateral sclerosis. Muscle Nerve 13: 146-151 (1990)
32. Fritsch G, Hitzig E: Über die elektrische Erregbarkeit des Großhirns. Arch Anat Physiol Wiss Med 37: 300-332 (1870)
33. Frykholm R: Cervical nerve root compression resulting from disc degeneration and root sleve fibrosis. Acta Chir Scand 160, Suppl.: 1-149 (1951)
34. Furby A, Bourriez J L, Jacquesson J M, Mournier-Vehier F, Guien J D: Motor evoked potentials to magnetic stimulation: technical coursiderations and normative data from 50 subjects. J. Neurol 239: 152-156 (1992)
35. Goto S, Mochizuki M, Watanabe T, Hiramatu K, Tanno T, Kitahara H, Moriya H: Long-term follow-up study of anterior surgery for cervical spondylotic myelopathy with special reference to the magnetic resonance imaging findings in 52 cases. Clin Orthop 291: 142-153 (1993)
36. Grote W: Indikationen und Ergebnisse cervikaler Fusionen. Melsunger Medizinische Mitteilungen 42: 119-132 (1968)
37. Gualtierotti T, Paterson A S: Electrical stimulation of the unexposed cerebral cortex. J Physiol 125: 278-291 (1954)
38. Harkey H L, al Mefty O, Marawi I, Peeler D F, Haines D E, Alexander L F: Experimental chronic compressive cervical myelopathy: effects of decompression. J Neurosurg 83 (2): 336-341 (1995)
39. Herdmann J, Linzbach M, Krzan M, Dvorák J, Bock W J: The European Myelopathy Score. In: Advances in Neurosurgery, Vol 22 Proceedings of the 44th Annual Meeting of the Deutsche Gesellschaft für Neurochirurgie, Marburg, May, 2-5, 1993. Springer, Berlin Heidelberg: 266-268 (1994)

40. Hufnagel A, Elger C E, Durwen H F, Böker D K, Entzian W: Activation of the epileptic focus by transcranial magnetic stimulation of the human brain. Ann Neurol 27: 49-60 (1990)
41. Hufnagel A, Jaeger M, Elger C E: Transcranial magnetic stimulation: specific and non-specific facilitation of magnetic motor evoked potentials. J. Neurol 237:416-419 (1990)
42. Jalinous R: Technical and Practical Aspects of Magnetic Nerve Stimulation. J Clin Neurophysiol 8: 10-25 (1991),
43. Jaskolski D J, Jarratt J A, Jakubowski J: Clinical Evaluation of Magnetic Stimulation in Cervical Spondylosis. Br J Neurosurg 3: 541-548 (1989)
44. Jellinger K: Zur Morphologie und Pathogenese arterieller Durchblutungsstörungen des Rückenmarks. Wien. klin. Wschr. 76:109 (1964)
45. Kameyama O, Shibano K, Kawakita H, Ogawa R: Transcranial magnetic stimulation of the motor cortex in cervical spondylosis and spinal canal stenosis. Spine 20: 1004-1010 (1995)
46. Kaufman L, Crooks L E, Margulis A R (Hrsg.): Nuclear Magnetic Resonance Imaging in Medicine. Igaku-Shoin, New York (1981)
47. Kloten H, Meyer B U, Britton T C, Beneke R: Normwerte und altersabhängige Veränderungen magnetoelektrisch evozierter Muskelsummenpotentiale. Z EEG-EMG 23: 29-36 (1992)
48. Kotani H, Hattori S, Senzoku F, Kawai S, Saiki K, Yamasaki H, Omote K: Evaluation of cord function in cervical spondylosis by a combined merthod using segmental and conductive spinal evoked potentials (SEP). In: Schramm J, Jones S J(Hrsg.): Spinal cord monitoring. Springer, Berlin Heidelberg New York Tokio: 274-283 (1992)
49. Kunze K, Arlt A: Klinik und Differentialdiagnose der zervikalen Myelopathie. In: Delank H W, Schmitt E (Hrsg.): Zervikale Myelopathien. Aktuelle Aspekte. Reihe Die Wirbelsäule in Forschung und Praxis Band 113, Hippokrates, Stuttgart: 49-63 (1991)
50. Lauterbur P C: Image formation by induced local interactions: Examples employing NMR. Nature 242: 190 (1973)
51. Liepert J, Tegenthoff M: Transkranielle Magnetstimulation bei epileptischen Gelegenheitsanfällen. Nervenarzt 63: 492-494 (1992)
52. Lindemann K, Kuhlendahl H: Die Erkrankungen der Wirbelsäule. Enke, Stuttgart 1953
53. Ludin H-P: Praktische Elektromyographie. 4. Aufl. Enke Stuttgart: 19-23 (1993)
54. Ludolph A C, Diekämper S, Masur H, Elger C E: Die elektromagnetische Stimulation des Nervensystems - II Normalwerte im peripheren Nervensystem und Vergleich mit elektrischen Stimulationsmethoden. Z EEG EMG 20: 159-164 (1989)

55. Maertens de Noordhout A, Myressiotis S, Delvaux V, Born J D, Delwaide P J: Motor and somatoswensory evoked potentials in cervical spondylotic myelopathy. Electroencephalography and clinical Neurophysiology 108: 24-31 (1998)
56. Maertens de Noordhout A, Pepin, J L, Schoenen, J, Delwaide, P J: Percutaneous Magnetic Stimulation of the Motor Cortex in Migraine. Electroenceph clin Neurophysiol 85: 110-115 (1992)
57. Magistris M R, Rosler K M, Truffert A, Landis T, Hess C W: A clinical study of motor evoked potentials using a triple stimulation technique. Brain 122: 265-79 (1999)
58. Merton P A, Morton H B: Stimulation of the cerebral cortex in the intact human subject. Nature (Lond) 285: 227 (1980)
59. Merton P A, Morton H B, Hill D K, Marsden C D: Scope of a technique for electrical stimulation of human brain, spinal cord, and muscles. Lancet II: 597-600 (1982)
60. Meyer B U (Hrsg.): Die Magnetstimulation des Nervensystems. Springer, Berlin Heidelberg: 1 +61-74 (1992)
61. Müller K, Hömberg V, Lenard H-G: Magnetoelectric stimulation of motor cortex and nerve roots in children. Electroencephalogr Clin Neurophysiol 81: 63-70 (1991)
62. Nurick S: The pathogenesis of the spinal cord disorder associated with cervival spondylosis. Brain 95: 87-100 (1972)
63. Oken B S: Statistics for Evoked Potentials. In: Chiappa K H (Hrsg.): Evoked Potentials in Clinical Medicine. 2. Aufl., Raven, New York: 593-608 (1990)
64. Penfield W, Boldrey E: Somatic Motor and Sensory Representation in the Cerebral Cortex of Man as Studied by Electrical Stimulation. Brain 60: 389-443 (1937)
65. Peters G: Klinische Neuropathologie. 2. Auflage, Thieme, Stuttgart: 112, 160, 232-233, 265 (1970)
66. Robinson R A, Smith G W: Anterolateral cervical disc removal and interbody fusion for cervical disc syndrome. Bull Johns Hopkins Hosp 96: 223-225 (1955)
67. Roosen K: Experimentelle, klinische und radiologische Langzeituntersuchungen zum Ersatz zervikaler Bandscheiben durch Knochenzement (Polymethylmethacrylat). Med. Habilitationsschrift GHS Essen 1979
68. Roosen K, Grote W: Neurologische und radiologische Langzeitergebnisse nach ventraler Spondylodese mit Polymethylmethacrylat bei zervikalen Bandscheibenerkrankungen. Z Orthop 119: 731-734 (1981)
69. Rossini P M: Methodological and Physiological Aspects of Motor Evoked Potentials. In: New Trends and Advanced Techniques in Clinical Neurophysiology. (EEG Suppl 41), Elsevier, Amsterdam 124-133 (1990)

70. Roth B J, Pascual-Leone A, Cohen L G, Hallett M: The Heating of Metal Electrodes during Rapid-Rate Magnetic Stimulation: a Possible Safety Hazard. Electroenceph clin Neurophysiol 85: 116-123 (1992)
71. Saunders R L, Bernini Ph M (Hrsg.): Cervical spondylotic myelopathy. Blackwell, Boston 1992
72. Schmid U D, Date M, Schmid J, Hess C W: Facilitation of Muscle Responses to Transcranial Magnetic Stimulation of the Motor Cortex by Trains of Afferent Electrical Impulses. In: Schramm J, Møller A R (Hrsg.): Intraoperative Neurophysiologic Monitoring in Neurosurgery. Springer, Berlin Heidelberg: 88-94 (1991)
73. Shinomiya K, Mutoh N, Furuya K: Study of experimental cervical spondylotic myelopathy. Spine 17 (10 Suppl.): 383-387 (1992)
74. Singh A, Crockard H A: Quantitative assessment of cervical spondylotic myelopathy by a simple walking test. Lancet 354: 370-373 (1999)
75. Smith G W, Robinson R A: The treatment of certain cevical-spine disorders by anterior removal of the intervertebral disc and interbody fusion. J Bone Joint Surg (Am) 40: 607-624 (1958)
76. Soyka D: Kurzlehrbuch der klinischen Neurologie. 4. Auflage, Schattauer, Stuttgart New York: 195+212 (1981)
77. Symon L, Momma F, Schwerdtfeger K, Bentivoglio P, Costa e Silva I E, Wang A: Evoked Potential Monitoring in Neurosurgical Practice. In: Symon L, Brihaye J et al. (Hrsg.): Advances and Technical Standards in Neurosurgery, Vol. 14., Springer, Wien New York: 25-70 (1986)
78. Tabaraud F, Hugon J, Salle J Y, Boulesteix J M, Vallat J M, Dumas M: Etude de la voie motrice centrale par stimulation magnetique corticale et electrique spinale. Rev Neurol (Paris) 145: 690-695 (1989)
79. Thier P, Dichgans J, Grote E H: Die zervikale spondylotische Myelopathie. Akt Neurol 19: 119-131 (1992)
80. Travlos A, Pant B, Eisen A: Transcranial magnetic stimulation for detection of preclinical cervical spondylotic myelopathy. Arch Phys Med Rehabil 73: 442-446 (1992)
81. Wada E, Ohmura M, Yonenobu K: Intramedullary changes of the spinal cord in cervical spondylotic myelopathy. Spine 15: 2226-2232 (1995)
82. Weyh T, Schreivogel K: Technische und physikalische Grundlagen. In: Meyer B-U (Hrsg.): Die Magnetstimulation des Nervensystems. Springer, Berlin Heidelberg New York: 27-59 (1992)

83. Yone K, Sakou T, Yanase M, Ijiri K: Preoperative and postoperative magnetic resonance image evaluations of the spinal cord in cervical myelopathy. Spine17 (10 Suppl): 388-392 (1992)
84. Zentner J: Intra- und perioperatives Monitoring mit motorisch evozierten Potentialen nach transkranieller elektrischer Cortexstimulation bei neurochirurgischen Eingriffen am Rückenmark. Med. Habilitationsschrift Universität Tübingen 1988 in Privatbesitz

9. Danksagung

Herrn Prof. Dr. Oppel für das gute kollegiale und apparative Umfeld in der Neurochirugie in Bielefeld-Bethel, ohne das die Arbeit nicht hätte durchgeführt werden können;

Herrn Dr. M. Conzen, Bielefeld, für die Einführung in die neurochirurgisch orientierte Elektrophysiologie und in das Thema der Arbeit;

Herrn Dr. K. Aebert, Bremen, für die zeitweilige Überlassung seines EMG-Geräts zur Datenauswertung;

Herrn OTA Prof. Dr. Waldbaur für die Übernahme der Betreuung der Arbeit in Ulm.

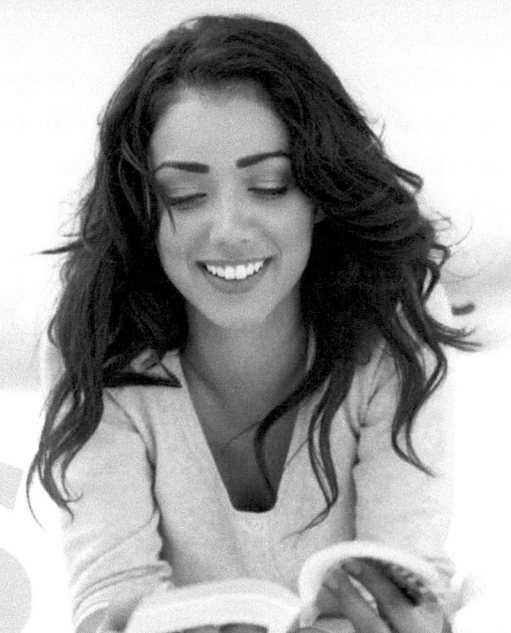

i want morebooks!

Buy your books fast and straightforward online - at one of world's fastest growing online book stores! Environmentally sound due to Print-on-Demand technologies.

Buy your books online at
www.get-morebooks.com

Kaufen Sie Ihre Bücher schnell und unkompliziert online – auf einer der am schnellsten wachsenden Buchhandelsplattformen weltweit! Dank Print-On-Demand umwelt- und ressourcenschonend produziert.

Bücher schneller online kaufen
www.morebooks.de

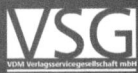

VDM Verlagsservicegesellschaft mbH
Heinrich-Böcking-Str. 6-8   Telefon: +49 681 3720 174   info@vdm-vsg.de
D - 66121 Saarbrücken   Telefax: +49 681 3720 1749 www.vdm-vsg.de

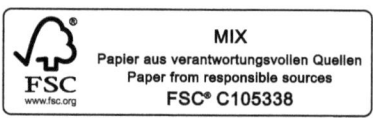

Printed by Books on Demand GmbH, Norderstedt / Germany